ETUDE

SUR LA

FIÈVRE TYPHOÏDE

A RECHUTE

PAR

Armand GUYARD

Docteur en médecine de la Faculté de Paris,
Ex-Interne en médecine et en chirurgie des hôpitaux de Paris,
Médaille de bronze de l'Assistance publique,
Membre de la Société anatomique.

PARIS

V. ADRIEN DELAHAYE ET Ce, LIBRAIRES-ÉDITEURS,

PLACE DE L'ECOLE-DE-MEDECINE

1876

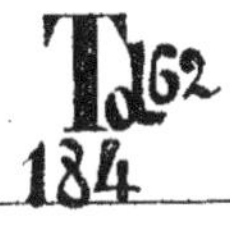

ÉTUDE

SUR LA

FIÈVRE TYPHOÏDE

A RECHUTE

ETUDE

SUR LA

FIÈVRE TYPHOÏDE

A RECHUTE

PAR

Armand GUYARD

Docteur en médecine de la Faculté de Paris,
Ex-Interne en médecine et en chirurgie des hôpitaux de Paris,
Médaille de bronze de l'Assistance publique,
Membre de la Société anatomique.

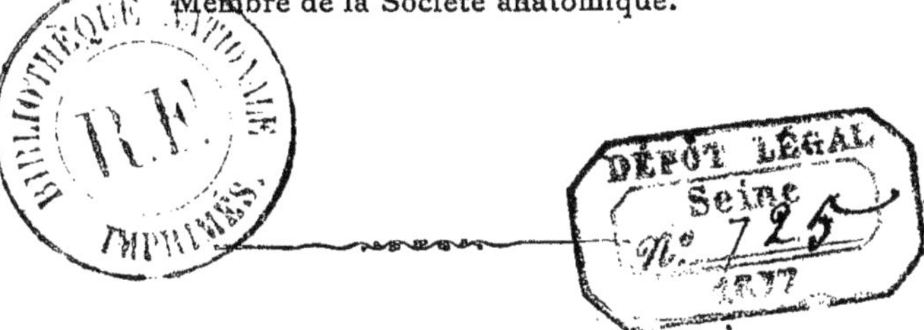

PARIS
V. ADRIEN DELAHAYE ET Ce, LIBRAIRES-ÉDITEURS,
PLACE DE L'ECOLE-DE-MEDECINE

1876

INTRODUCTION.

Pendant une année d'internat passée à l'hôpital Sainte-Eugénie, plusieurs faits de rechute dans la convalescence de la fièvre typhoïde s'offrirent à mon observation. Désireux de connaître les idées émises sur ce sujet par les auteurs, je consultai les divers ouvrages classiques, les nombreuses monographies publiées sur la fièvre typhoïde, les divers mémoires insérés dans les journaux de médecine, et je fus étonné de voir que l'entente n'était point encore établie sur la pathogénie de ces faits, ni même sur la définition du mot rechute, ni sur le sens exact qui devait lui être accordé.

Le manque de précision que laissa dans mon esprit la lecture de ces ouvrages, m'engagea à étudier cette question des rechutes dans la fièvre typhoïde, et je résolus de faire, de cette étude, le sujet de ma thèse inaugurale.

Guidé dans ce travail par mon excellent maître, M. le Dr Cadet de Gassicourt, m'inspirant des opinions qu'il émit sur ces faits dans une conférence clinique faite par lui cette année à l'hôpital Sainte-Eugénie, je le prie d'accepter ici le témoignage de ma sincère reconnaissance pour les savantes leçons que j'ai reçues de lui.

MM. les docteurs Bergeron, Triboulet, Bucquoy, Brouardel, Rendu et plusieurs autres de mes collègues dans les hôpitaux, m'ont communiqué des observations inédites; grâce à eux, c'est sur un nombre de faits assez considérable, que j'ai pu baser mes conclusions. Puisse leur aide m'avoir permis de jeter quelque lumière sur un sujet aussi discuté !

Ce travail sera divisé en deux parties :

La première sera consacrée à préciser la signification exacte du mot rechute dans la fièvre typhoïde et à faire l'historique de la question.

Dans la seconde, nous étudierons la pathogénie de la fièvre typhoïde à rechute, les lésions anatomiques qui correspondent à son évolution, la symptomatologie ; nous chercherons ensuite à établir le pronostic, l'étiologie et le diagnostic de cette affection, avant d'en mentionner les indications thérapeutiques les plus générales.

ÉTUDE

SUR LA

FIÈVRE TYPHOÏDE

A RECHUTE

PREMIÈRE PARTIE

DÉFINITION.

Que doit-on entendre par rechute dans la fièvre typhoïde ? Telle est la question à laquelle nous devons tout d'abord répondre.

Tous les auteurs qui ont étudié la dothiénentérie ont signalé, pendant le cours de la maladie, des exacerbations plus ou moins prolongées, et pendant la convalescence la réapparition d'un mouvement fébrile, de durée et d'intensité variables, correspondant à des lésions organiques bien différentes. Certes ces faits ne présentent guère d'analogie, et ne doivent pas être rangés dans la même classe ; c'est cependant la confusion qui a été commise, et nous voyons dans les ouvrages les termes d'exacerbation, de recrudescence, de complication, d'accident, de rechute, de récidive être sinon considérés comme synonymes, être du moins employés indifféremment l'un pour l'autre. Tous ces mots ont cependant un sens propre, et c'est surtout lorsqu'il s'agit de la fièvre typhoïde qu'il serait utile de laisser à chacun d'eux leur signification réelle. L'affection typhoïde est en effet une maladie trop complexe, présentant dans sa marche trop d'irrégularités, dans ses formes trop de différences pour qu'il ne soit pas nécessaire de bien classer les troubles d'ordres divers qui peuvent survenir dans son évolution.

Si dans le cours régulier d'une fièvre typhoïde, en pleine période d'état, survient une exagération passagère dans l'intensité des symptômes, si la prostration, la toux, la diarrhée deviennent plus considérables, en même temps que la température s'élèvera, que le pouls deviendra plus fréquent, on devra dire qu'il y a une *exacerbation* de la maladie. Une diminution dans l'acuité des manifestations morbides constituera au contraire une *rémission*. Si dans la période de déclin, alors que les symptômes perdent de leur violence, on les voit revenir brusquement ou lentement à leur summum d'intensité, on dira qu'il s'est produit une *recrudescence*.

Lorsque aux symptômes ordinaires d'une maladie, on voit s'ajouter des inflammations viscérales, des phlegmasies d'un tissu ou d'un parenchyme, des hémorrhagies, des gangrènes, et que tous ces phénomènes secondaires tendant à aggraver l'état du malade, peuvent être rattachés à l'influence de la maladie préexistante, on dit qu'une *complication* est survenue.

Lorsqu'au contraire on ne peut établir aucun lien réel

entre la maladie préexistante et la lésion nouvelle, on considère celle-ci comme un événement fortuit, comme un *accident* de la maladie.

Enfin, après la terminaison d'une affection plus ou moins grave, on peut assister à la reproduction du même ensemble symptomatique. Lorsque cette reproduction se fait pendant la convalescence même de l'état morbide, elle constitue une *rechute*. Si elle se fait longtemps après la guérison complète, définitive, quand la convalescence est terminée, il y a *récidive* de la maladie. Cette distinction doit être conservée; tous les faits que nous venons de signaler rentrent dans des cadres spéciaux, parfaitement définis, et il est indispensable de les maintenir isolés si l'on veut se rendre un compte exact d'un processus morbide déterminé.

N'ayant à nous occuper ici que de la fièvre typhoïde, maladie infectueuse, spécifique, nous insisterons particulièrement sur les *rechutes* de cette affection, comparées à ses *récidives*. Ce n'est point une simple discussion de termes que nous voulons soulever, car la distinction des mots implique une différence absolue dans la pathogénie des faits. Anticipant sur les conclusions, nous dirons:

La rechute ne constitue pas une seconde fièvre typhoïde. Elle ne correspond pas à l'évolution nouvelle d'une seconde intoxication, elle n'est que la seconde phase, la seconde manifestation d'une même imprégnation typhique. La récidive, au contraire, est une nouvelle fièvre typhoïde, reconstituée de toutes pièces, consécutive à une infection nouvelle.

Cette interprétation fondée sur des raisons multiples explique le titre de fièvre typhoïde à rechute, que nous mettons en tête de ce travail. Admise par plusieurs auteurs, cette distinction entre la rechute et la récidive n'a cependant été nulle part formulée nettement. Peut-être est-il téméraire de notre part de vouloir établir la réalité du fait, mais ayant eu, dans des conversations particulières avec MM. Bergeron, Cadet de Cassicourt, Brouardel, l'occasion de constater que les opinions qu'avaient ces savants maîtres sur la fièvre typhoïde à rechute étaient bien voisines de celles que nous soutenons ici, nous nous plaçons à l'abri de leur autorité, en présentant cette thèse à l'appréciation de nos juges.

Cliniquement, une rechute de fièvre typhoïde est caractérisée par la réapparition de l'ensemble symptomatique de la dothiénentérie, dans le cours même de la convalescence d'une première manifestation morbide. L'existence réelle de cette convalescence, au moment de la rechute, est pour nous la condition *sine qua non* de la réalité de cette seconde étape. Or, à quel moment débute la convalescence de la fièvre typhoïde, à quel moment finit-elle? Grâce à l'emploi du thermomètre, universellement admis aujourd'hui dans l'étude clinique des maladies, on peut établir mathématiquement le début de la convalescence dans la fièvre typhoïde. Le jour en effet, où la température restera normale aussi bien le soir que le matin, et lorsque ses oscillations se maintiendront plusieurs jours de suite dans les limites physiologiques, on sera en droit d'admettre une convalescence parfaite. Toutefois, nous devons signaler ces élévations thermiques temporaires, observées chez les convalescents, survenant sous l'influence des causes les plus légères, inhérentes même à l'état particulier, dans lequel se trouve l'organisme après l'issue de toute maladie : ces ascensions thermométriques passagères ne doivent inspirer aucune inquiétude et ne permettent pas de croire à la cessation de la convalescence. Pour admettre aussi que la maladie a réellement terminé son évolution, il faudra s'assurer que cet abaissement de la température n'a point été provoqué par l'administration d'un agent thérapeutique, perturbateur de la calorification (digitale, sulfate de quinine, etc.), n'est point le fait d'une exagération d'un symptôme (diarrhée colliquative), ou celui d'une complication (épistaxis abondante, hémorrhagie intestinale, etc.). Les chutes thermométriques correspondant à ces cas divers, ne constituent pas une apyrexie réelle; il n'y a là qu'un trouble passager dans l'évolution régulière de la maladie. Cette précision du début de la convalescence fondée sur la chute de la température est établie par ce fait, qu'avec le retour de la chaleur au degré physiologique, coïncide presque constamment la disparition des symptômes morbides. C'est ainsi que pour la fièvre typhoïde, la stupeur, la prostration disparaissent, les sécrétions reprennent leurs caractères normaux, les facultés intellectuelles recouvrent leur intégrité, les diverses fonctions se rétablissent.

Tel est le commencement de « cet état intermédiaire à la maladie qui a cessé et à la santé qui n'existe pas encore » (Chomel). Quant à sa limite extrême, il est plus difficile de l'établir d'une façon positive, d'en préciser exactement le jour et l'heure d'apparition. La longueur de la convalescence ne varie-t-elle pas en effet suivant les sujets, suivant leur âge, suivant leur tempérament, suivant enfin mille conditions spéciales, qu'il est impossible d'énumérer? Ce sera donc à la sagacité du médecin que l'on devra laisser le soin d'établir la délimitation exacte entre la convalescence et le retour complet à la santé.

Si donc, au milieu de cet état, nettement caractérisé, l'ensemble symptomatique de la dothiénentérie se reproduit, nous dirons qu'il y a rechute. Si au contraire, le retour à la santé est complet, manifestement établi depuis un temps plus ou moins long, lorsque les symptômes typhoïdes réapparaîtront, nous dirons qu'il y a récidive de fièvre typhoïde. Nous sommes d'accord, en cette définition des termes, avec tous les auteurs de pathologie générale, et si nous insistons sur elle, c'est pour mieux établir la différence réelle qui, au point de vue pathogénique, sépare la *fièvre typhoïde à rechute* de la *fièvre typhoïde récidive*.

HISTORIQUE.

Lorsqu'on consulte les premiers ouvrages publiés sur la fièvre typhoïde, on est fort étonné de n'y trouver mentionné aucun fait de rechute vraie.

Petit et Serres qui en 1812 tracèrent les premiers le caractère anatomique de la maladie, ne citent dans leur livre (De la fièvre entéro-mésentérique) aucun exemple ayant trait à la forme spéciale dont nous nous occupons ici.

Louis, dans la 2e édit. de ses Recherches sur la fièvre typhoïde, ne publie aucune observation probante de rechute. Son observation XVIII, la seule discutable, ne nous a nullement convaincu de la réalité du fait. Nous en dirons autant de son observation XVII, dans laquelle on constate une convalescence apparente au vingt-deuxième jour, puis le retour du délire du 25e au 30e jour, et la mort ce dernier jour. Ajoutons que les résultats de l'autopsie dans aucun des deux cas précédents ne sont en rapport avec les altérations signalées par la plupart des auteurs dans les cas de rechute typhoïde.

Dans sa Clinique médicale (1834), Chomel ne dit pas un mot des évolutions secondaires de la dothiénenthérie. Dans ses Éléments de Pathologie générale (1856, 4e édit.) le même auteur consacre un chapitre spécial aux rechutes et aux récidives, mais il ne fait pas mention de celles qui surviennent dans la fièvre typhoïde en particulier.

Andral, dans son Cours de Pathologie interne de 1836, signale la longueur de la convalescence à la suite de cette maladie, et il ajoute : « le moindre écart de régime fait naître un mouvement fébrile, et l'on a souvent la douleur de voir périr des malades qui étaient entrés en convalescence, et chez lesquels un excès d'alimentation a déterminé une rechute. » Nous ne croyons pas que cet auteur ait songé, en écrivant ce mot, aux faits auxquels nous réservons le nom de rechutes : du reste, dans sa Clinique médicale, nous ne trouvons aucun fait analogue. Andral ne fait que rapporter plusieurs observations de mort survenue pendant la convalescence, et déterminée par des complications telles qu'une pneumonie, un phlegmon de la cuisse ou des accidents cérébraux.

Dans les ouvrages de Bouillaud (Clinique médicale 1837), de Forget (Entérite folliculeuse, 1841), de Gendron (1829), de J. Franck (Traité de pathologie médicale, 1838), de Louis, d'Audiganne (1841), de Valleix (1860), on ne trouve point citée la possibilité des rechutes, mais presque tous signalent, comme accidents de la convalescence, les indigestions, les perforations intestinales, les vomissements incoercibles, la diarrhée, la manie, etc.. Quant à la reproduction de la fièvre typhoïde, à sa récidive, ils ne la nient pas d'une manière positive, mais aucun d'eux n'en a observé d'exemple. Aussi Valleix a-t-il écrit: « La fièvre typhoïde ne se montre qu'une seule fois, elle fait époque dans la vie de l'individu. »

C'est en 1839 que nous trouvons signalés les premiers faits de rechute dans la fièvre typhoïde. Cette année là Taupin publia, dans le *Journal des Connaissances médico-chirurgicales*, un article sur les Anomalies dans la marche de la fièvre typhoïde, et c'est dans cet article que nous trouvons écrit : « J'ai noté deux fois une anomalie singulière de la marche de la dothiénentérie, je veux parler des récidives. Dans le premier cas, un garçon de 13 ans, convalescent au dix-septième jour, qui mangeait avec appétit, se levait dans la salle, n'avait plus ni fièvre ni diarrhée, fut repris, après dix jours d'un état satisfaisant, de tous les symptômes qui caractérisent la fièvre typhoïde : fièvre, vomissements, diarrhée, céphalalgie, douleurs au ventre, gargouillement, éruption de taches lenticulaires, de sudamina, catarrhe pulmonaire, etc.. Cette seconde fièvre typhoïde, traitée comme la première par les purgatifs ne dura que onze jours et se termina par la guérison.

Un autre garçon, âgé de 11 ans, guéri au trente et

unième jour de sa maladie, revint à l'hôpital onze jours après sa guérison, cinq jours après sa sortie, présentant les mêmes symptômes qu'à sa première entrée, fièvre, céphalalgie, diarrhée, gargouillemont, météorisme, éruption lenticulaire, sudamina et bronchite.

La récidive dura cette fois vingt-cinq jours, et se termina par la guérison; la première avait été traitée par les purgatifs, la seconde le fut par les émissions sanguines locales et par les opiacés. »

Ces faits, cités par Taupin sous le nom de récidives, rentrent assurément dans la classe de ceux que nous croyons devoir appeler des rechutes.

A partir de cette époque, de nombreuses observations furent publiées ou seulement mentionnées, tant à l'étranger qu'en France.

Dans *Edimburg médical and surgical journal* (Vol. LIV), nous trouvons relatés trois faits dont un suivi de mort, observés par Stewart de 1838 à 1839.

En 1841, MM. Rilliet et Barthez publièrent dans le *Journal des Connaissances médico-chirurgicales*, deux observations non douteuses de fièvre typhoïde à rechute. A ces deux cas on doit en ajouter un autre observé par les mêmes auteurs, et mentionné dans leur Traité clinique et pratique des maladies des enfants (2e édit. 2e tirage, t. II, p. 691, 1861.)

Ces trois cas se terminèrent tous par la guérison; MM. Rilliet et Barthez les décrivent sous le nom de récidives.

De 1841 à 1856, nous ne trouvons consignée dans les ouvrages français aucune observation nouvelle. Mais en Allemagne des faits assez nombreux furent publiés, et plusieurs d'entre eux, terminés par la mort, permirent de préciser les lésions anatomiques correspondant à l'évolution de cette seconde manifestation typhique. Griesinger écrivait en effet, dès 1847 (*Wirchow's hand'buck*) : « Dans des cas de vraies récidives, on voit à côté d'altérations intestinales évidemment anciennes, d'autres altérations dont la formation est récente. » Nous voyons encore ici le mot récidive être employé comme synonyme de rechute ; nous aurions à signaler le même tort, dans tous les ouvrages allemands.

En 1855, Thierfelder (Archiv. fur physiol. heilkunde, t. XIV, p. 173), publia sept observations de rechute vraie. Sur ces sept cas, un seul fut suivi de mort.

Dans la *Gazette des hôpitaux* de 1856, F. Barbrau, alors interne de Beau, à l'hôpital Cochin, publia un mémoire intitulé : Des rechutes dans la fièvre typhoïde, dans lequel sont relatés quatre faits de rechute. Les trois premiers, personnels à l'auteur, sont absolument concluants ; quant au quatrième, communiqué par M. Parrot, sa réalité nous semble moins réelle.

Dans ce mémoire, l'auteur n'insiste ni sur la nature, ni sur la pathogénie de ces faits, il n'établit nullement l'existence ou la non-existence d'une relation entre les deux manifestations typhoïdes successives.

Après le mémoire de Barbrau, et par ordre chronologique, nous citerons un cas de fièvre typhoïde à rechute, publié par le professeur Hirsch (In Klinisch fragmente, 1857, p. 48), et à propos duquel il dit que l'intoxication typhique n'avait tout d'abord produit que des effets incomplets, d'où la nécessité d'une atteinte postérieure.

Fuchs, dans des Considérations Cliniques publiées à Gottingue, à peu près à la même époque, signale une observation de fièvre typhoïde à rechute, dans laquelle il constate le dicrotisme du pouls.

Telles étaient les seules publications faites sur ce sujet, lorsque parut dans l'*Union médicale* de 1859, un mémoire de A. Michel, alors interne de M. Charcot. Après avoir nettement indiqué la distinction que l'on doit établir entre les rechutes vraies et les complications multiples de la convalescence de la fièvre typhoïde, Michel donne aux rechutes le nom de réversions, et établit la relation qui existe entre cette seconde poussée typhique, et la première évolution de la fièvre typhoïde ; mais il nous semble que cet auteur n'a point insisté suffisamment sur la différence capitale que nous croyons devoir établir entre la rechute et la récidive. Michel dit, en effet : « La réversion tient à la fois de la rechute et de la récidive, elle peut prendre l'une ou l'autre de ces dénominations, suivant le temps qui s'est écoulé entre elle et la maladie première. »

Pour lui, il n'y a donc d'autre différence entre les deux ordres de faits que la durée qui sépare les deux atteintes ; il admet « une transition insensible, entre : 1° les faits dans lesquels il y a simple intermittence des accidents entre les deux manifestations : 2° Ceux dans lesquels la rechute ne se fait qu'après trois semaines ou un mois : 3° Ceux enfin qui sont de vraies récidives survenant après des mois, des années. » Pour nous, la relation n'existe qu'entre les deux premiers ordres de faits cités par Michel. Tous deux, en effet, sont la manifestation d'une seule et unique infection typhique, tandis que le troisième ordre de faits résulte d'une infection nouvelle. — Il nous semble impossible d'admettre qu'une fièvre typhoïde survenant plusieurs années après une première atteinte, soit la manifestation d'une imprégnation typhique aussi ancienne; or c'est cependant ce qui est écrit par Michel : « La recidive vraie ne doit être considérée que comme une réversion survenant plus ou moins longtemps après la fièvre typhoïde primitive. »

Nous aurons à revenir plus tard sur cet intéressant mémoire.

Dans une thèse, soutenue à la Faculté de Paris en 1859, Loué signalant les rechutes dans la fièvre typhoïde écrit : « Ces rechutes vraies coïncident soit avec des lésions intestinales nouvelles, se développant toujours sous l'influence d'une seule et même intoxication, soit avec des lésions anciennes des follicules intestinaux, dont le travail de cicatrisation à pu être arrêté.

Griesinger (Traité des maladies infectueuses, 1864), consacre un chapitre à l'étude des rechutes de la fièvre typhoïde, et en donne, selon nous, la véritable explication puisée dans la marche du processus typhique lui-même.

Grisolle (Traité de pathologie interne, 1869), consacre aux rechutes de la fièvre typhoïde un paragraphe spécial, contenant quelques particularités fort intéressantes. Les livres classiques de Barrier, de Niemeyer, de West sont au contraire absolument muets sur cette question.

Dans sa thèse (1869), Bollenat, étudiant les nombreuses irrégularités qui peuvent se présenter dans la marche de la température dans la fièvre typhoïde, explique ces irrégularités par des fluxions plus ou moins passagères qui se font du côté des viscères et qui sont le fait même de la maladie typhoïde, et désigne à tort sous le nom de récidives les recrudescences que l'on observe dans la période de déclin de la maladie.

En 1869, une discussion fort intéressante fut soulevée à la Société médicale des hôpitaux (séance du 10 décembre), par notre regretté maître Lorain, au sujet de deux cas de rechute observés par lui tout récemment. Dans cette discussion, plusieurs théories de la fièvre typhoïde à rechutes furent émise. Nous les reproduisons au chapitre de la pathogénie.

A la suite de cette discussion M. le Dr C. Paul présenta à la Société un mémoire dans lequel il chercha à établir, sur les recherches thermométriques seules, ce que l'on doit entendre par les mots rechute dans la fièvre typhoïde.

Continuant nos recherches historiques sur la fièvre typhoïde à rechute, nous trouvons encore bien des faits, bien des appréciations sur un sujet aussi limité.

Dans son Dictionnaire de diagnostic médical (2e édit., 1870), mon éminent maître, M. le Dr Woillez, dit n'avoir point observé d'exemple de rechute, mais il cite un exemple de récidive dont la relation, fort intéressante, a sa place dans ce travail. Il s'agissait d'une femme, entrée à l'hôpital Cochin, présentant, comme commémoratifs, les preuves irrécusables d'une ancienne fièvre typhoïde, et offrant, lors de son entrée à l'hôpital, l'ensemble des symptômes propres à la fièvre typhoïde.

« Cette malade guérit lentement, ce qui me montra, dit M. Woillez, que j'avais porté un diagnostic erroné en qualifiant, dans les premiers temps, la maladie de phthisie aiguë, me fondant sur l'existence antérieure de la fièvre typhoïde, pour rejeter l'existence d'une récidive dont je n'avais pas encore vu d'exemple. »

Wunderlich (De la température dans les maladies, édition de 1872) insiste sur la rapidité et l'exactitude avec laquelle on peut reconnaître, à l'aide du thermomètre, les troubles de la convalescence dans la fièvre typhoïde, les rechutes et les maladies nouvelles. Étudiant les réversions de la maladie, il constate que ce sont elles qui offrent la marche typique la plus parfaite, la plus régulière de toutes les fièvres typhoïdes rapides. Au sujet de leur pronostic, il signale leur gravité moindre en les comparant avec les faits de fièvre typhoïde dans lesquels le renouvellement du processus typhique se fait à des endroits restés jusque-là intacts, et dans un temps où les lésions, déjà existantes, sont encore en pleine évolution.

Il s'agit là de ces fièvres typhoïdes à recrudescences dont nous parlerons plus tard. Parmi les planches que l'on trouve à la fin de l'ouvrage de Wunderlich, on voit un superbe tracé de typhus abdominal, suivi d'une rechute dans laquelle toutes les périodes de la maladie se sont reproduites de la façon la plus typique (planche II, figure 4).

Le Traité de pathologie interne de M. Jaccoud (1870), renferme également un tracé thermométrique de fièvre typhoïde à rechute, dans laquelle la première phase de la maladie avait duré quarante-neuf jours, affectant l'allure d'une forme lente nerveuse (Huxham). Dans ce cas, la rechute ou réversion, qui dura quatorze jours, était survenue douze jours après l'établissement de la convalescence.

A l'appui de l'opinion de Wunderlich au sujet de la différence de gravité qui existe entre les cas de fièvre typhoïde, avec recrudescence, et ceux de fièvre typhoïde à rechute, C. Carville, dans sa thèse inaugurale (De la température dans la fièvre typhoïde, 1872), publie une observation recueillie par lui et par le Dr Bourneville, à la Pitié, en 1870. Il s'agissait d'un homme de 25 ans, admis au huitième jour de sa maladie, qui paraissait devoir être d'une sévérité moyenne. Chez lui la température, après avoir présenté ses oscillations habituelles jusqu'au dix-huitième jour, s'abaissa pendant quelques jours, mais sans jamais arriver à la normale; puis, de nouvelles élévations au-dessus de 40° et même de 41° se produisirent, sans qu'au début on pût constater aucun fait particulier; mais, au bout du septième jour de cette recrudescence de la température, on constata une deuxième éruption de taches rosées. Dans cette recrudescence, tous les symptômes reprirent une nouvelle intensité, les accidents thoraciques s'aggravèrent, il y eut des épistaxis répétées, du muguet, et la mort arriva le seizième jour de la maladie.

Cette observation est intégralement reproduite dans le mémoire de Bourneville, intitulé : Notes et observations cliniques et thermométriques sur la fièvre typhoïde (1873); mais ni dans ce mémoire, ni dans la thèse de Carville, on ne trouve d'observation nouvelle de fièvre typhoïde à rechute. Le seul fait que l'on trouve dans la thèse de Carville, est le résumé d'une observation empruntée à E. Labbée (Modifications de la température et du pouls dans la fièvre typhoïde et la variole; thèse, (1868).)

Nos recherches sur la fièvre typhoïde à rechute nous ont encore permis de découvrir deux observations de M. Cornil : l'une publiée dans les Bulletins de la Société médicale d'observation (1863); la seconde, lue à la Société médicale des hôpitaux dans sa séance du 12 avril 1872.

Dans ces deux cas la terminaison fut fatale, mais dans le second la rechute avait été compliquée par l'évolution simultanée d'une infiltration tuberculeuse pulmonaire. C'est ce dernier fait qui est rapporté dans la thèse de Farssac (1872).

M. Potain fit, en 1872, à l'hôpital Cochin, une clinique sur un cas de fièvre typhoïde à rechute observé dans son service. Nous avons trouvé cette clinique publiée dans le Journal de médecine et de chirurgie pratiques (t. XLIV, janvier 1873, article 9438).

Dans le Manuel pratique des maladies chirurgicales de D'Espine et Picot, publié cette année même, nous trouvons mentionné le résumé de deux faits, dont l'un paraît n'être qu'un exemple de fièvre typhoïde avec recrudescence. et dont l'autre est un exemple de vraie rechute séparée de la première évolution morbide par un intervalle apyrétique de neuf jours.

Voici enfin le détail des observations de fièvre typhoïde à rechute, qui sont consignées dans les Comptes-rendus des maladies régnantes, publiés chaque année dans les Bulletins de la Société médicale des hôpitaux, par M. le Dr Besnier :

En juillet 1869, un cas de récidive à courte échéance,

terminé par la mort, a été observé par M. Bourdon à la Charité. Une note publiée au bas du même rapport signale la communication, qui a été faite au rapporteur par M. le Dr Machelard, d'un autre cas de récidive à courte échéance survenue après un intervalle de deux mois.

En novembre et décembre de la même année, M. le professeur Gubler observa un cas de fièvre typhoïde relaps; dans celui-ci la rechute survint après quinze jours de convalescence, les phénomènes furent plus sérieux que ceux de la première invasion. La température *maxima* qui, lors du premier séjour du malade à l'hôpital, avait été de 39°,6, monta la seconde fois jusqu'à 40°,3, et l'état adynamique fut des plus graves. Malgré cela, la rechute n'a eu qu'une durée de quinze jours, et le malade a guéri.

En août et septembre 1871, M. Laboulbène signala deux cas de rechute : l'une légère, l'autre grave, succédant à une première atteinte légère ; les deux cas furent suivis de guérison.

Isambert, en décembre 1872, observa à Saint-Antoine, deux cas de fièvre typhoïde à rechute, dans lesquels la terminaison fut fatale.

En juin 1873, M. Colin signala la fréquence des rechutes dans l'épidémie qui existait à Paris, à cette époque.

En juillet 1874, M. Féréol observa un cas de fièvre typhoïde à rechute à forme ataxo-adynamique, survenue dans le cours d'un rhumatisme articulaire aigu avec manifestations cardiaques. Le malade a guéri, il avait été traité par les bains froids.

Citons enfin, comme simple indication bibliographique, la publication toute récente d'une thèse soutenue cette année même à la Faculté d'Iéna sur les Récidives de la fièvre typhoïde. Peut-être aurions-nous trouvé là des documents importants pour notre étude, mais il nous a été impossible de nous procurer ce mémoire.

Tels sont donc les résultats de nos recherches. Ces documents, nombreux et dispersés, n'avaient point été réunis jusqu'ici, nous avons cru utile de les publier dans toute leur longueur.

C'est en tenant compte de toutes les observations citées dans ce chapitre, et de tous les faits inédits que nous publions à la fin de notre thèse, que nous avons cherché à nous rendre un compte exact de la question. Nous espérons que si le but de notre désir n'est point complètement atteint, les matériaux qui nous ont servi pourront être de quelque secours à ceux qui traiteront après nous ce sujet si intéressant de la rechute dans la fièvre typhoïde.

DEUXIÈME PARTIE

PATHOGÉNIE.

De tous les auteurs que nous venons de citer, quelques-uns seulement ont cherché à se rendre compte de la pathogénie de la rechute, et à établir la relation qui pouvait exister entre la première manifestation de l'infection typhique et la seconde. Parmi ces derniers, nous citerons Griesinger, Wunderlich, Murchison, Michel, C. Paul, et les médecins qui ont pris part à la discussion de la société médicale des hôpitaux de 1869. Les uns se sont appuyés pour l'interprétation pathogénique de ces faits sur l'anatomie pathologique, les autres, sur la marche seule de la température : ces données isolées ne nous semblent point assez puissantes pour mettre à l'abri de toute attaque les théories émises. C'est en se basant sur la pathologie générale, sur l'anatomie pathologique, sur l'étude comparative des diverses formes que peut revêtir la fièvre typhoïde, sur la symptomatologie même, et la marche du processus morbide, que l'on peut, à notre avis, fixer la pathogénie de la fièvre typhoïde à rechute. Or, les résultats fournis par l'étude de toutes ces questions, semblent concourir à l'appui de notre thèse.

La longue synonymie accordée à la fièvre typhoïde à rechute montre suffisamment les hésitations de la plupart des auteurs sur l'interprétation de cette affection.

Les noms de réversion, de rechute-récidive, d'hypostrophe, de récidive vraie, de récidive à courte échéance, disent assez par eux-mêmes la signification qui leur était donnée : or, toutes ces désignations cachent, ce nous semble, une insuffisance ou une erreur d'interprétation, et c'est pourquoi nous conservons le mot rechute, dont le sens précis est nettement indiqué dans tous les livres de Pathologie générale.

Avant de chercher dans le processus typhique lui-même les preuves à l'appui de la pathogénie qui, pour nous, est celle de la rechute, disons un mot de la nature de la fièvre typhoïde, pour bien préciser quel genre d'affection nous avons à traiter.

Le temps est loin où la fièvre typhoïde était considérée comme une phlegmasie pure et simple. Le nom d'entérite folliculeuse que Forget lui avait donné est bien contraire à l'idée que l'on se fait aujourd'hui de la nature de la maladie. Tout le monde admet que la fièvre typhoïde est une maladie infectieuse, spécifique, contagieuse, une affection *totius substantiæ*. Or, ne pouvons-nous pas trouver dans certains caractères généraux des maladies infectieuses matière à interprétation? On emploie volontiers, indifféremment l'un pour l'autre, les termes d'empoisonnement et d'infection pour expliquer la perturbation organique existant dans toute maladie zymotique, et ces termes n'ont cependant pas la même signification. Un principe infectieux et un poison ne sont point des agents de même ordre.

Les poisons, composés définis, agissent de préférence sur tel ou tel élément organique; leur influence se fait sentir aussitôt que l'absorption commence, elle est proportionnelle à la quantité qui est absorbée, elle s'affaiblit à mesure qu'ils sont éliminés par les voies d'excrétion. Les proportions d'un poison ingéré restent fixes, elles ne sauraient se multiplier par le fait de l'activité organique. L'action d'un principe infectieux et contagieux, miasmatique ou virulent, est bien différente. Quel que soit la quantité de virus inoculé, quel que soit la proportion du principe infectieux, miasmatique, contagieux ou épidémique fixée primitivement dans l'économie, l'action de ces agents morbigènes n'est jamais immédiate ; il y a toujours entre l'époque de l'absorption de ces agents et l'époque de leurs manifestations morbides, un intervalle plus ou moins prolongé, que l'on est convenu d'appeler *période d'incubation* ; pendant cette période, les humeurs au sein desquelles sont entraînés ces agents, les éléments organiques qu'ils traversent semblent indifférents à leur approche. Dans toute maladie infectieuse, spécifique, on retrouve cette période de préparation, d'organisation. C'est ce que l'on voit dans les fièvres éruptives. Ne peut-on pas admettre une analogie réelle, entre cette période d'incubation des maladies infectieuses et ces périodes d'apyrexie transitoire qui séparent les manifestations successives de certaines d'entre elles, de l'infection palustre, par exemple, ou de cette maladie observée en Angleterre et en Amérique, décrite sous le nom de *Relapsing fever*. Il est évident que pendant les périodes d'apyrexie offertes par ces maladies et intermédiaires aux phases de leur évolution, l'agent morbigène n'est point éliminé de l'économie, l'infection persiste, mais ne se manifeste pas.

Eh bien ! Sans vouloir établir la moindre identité de

nature entre les principes infectieux de ces affections et celui de la fièvre typhoïde, peut-on s'étonner que dans certains cas de dothiénentérie, maladie infectieuse au même titre que les précédentes, il puisse se produire un temps d'arrêt dans les manifestations morbides.

Ce sont là des considérations de pathologie générale, acceptables, ce nous semble, comme élément réel de la pathogénie de la fièvre typhoïde à rechute.

Passons maintenant à l'étude du processus typhique.

L'anatomie pathologique doit être pour nous dans cette recherche, un guide sûr et fidèle. C'est elle qui nous apprend que l'inflammation des plaques de Peyer, passe par des phases successives bien décrites par Rokitanski dont la classification nous semble la plus nette et que voici : 1° stade de congestion ; 2° stade d'infiltration typhique, 3° stade de ramollissement et d'élimination ; 4° enfin stade d'ulcération et de réparation. Elle nous apprend aussi que ces lésions peuvent évoluer tantôt d'un seul jet, et par une poussée unique, tantôt au contraire, par poussées successives, Or, c'est le mode de développement, la marche de ces lésions qui donnent souvent à la fièvre typhoïde sa physionomie et sa durée.

Cette durée est variable, en effet, et sans limites précises ; la maladie peut être très-rapide, de moyenne longueur ou très-lente. Si elle est très-rapide, c'est qu'elle a évolué par une poussée unique, qui tue vite ou guérit en dix-huit ou vingt jours ; si elle est de longueur moyenne, de vingt-cinq à trente jours, la poussée inflammatoire peut être unique ou successive, mais lorsqu'elle est très-lente et qu'elle dure quarante, quarante-cinq, cinquante jours, c'est toujours par poussées successives que marchent les lésions.

C'est sur ces dothiénentéries à marche lente, que nous voulons nous appesantir, ce sont elles qui constituent le nœud de la question. Elles ne sont pas très-fréquentes, il est vrai, car la durée ordinaire de la fièvre typhoïde n'est guère que de vingt à trente jours. Elles ne constituent pas cependant des exceptions réelles, car dans le cours d'une seule année, il nous a été permis d'en observer plusieurs chez des enfants.

Dans ces cas de fièvres typhoïdes à marche lente, comment les choses se passent-elles ? Tantôt on constate des irrégularités très-grandes dans la marche de la maladie ; à une amélioration apparente succède une aggravation de quelques jours, puis survient une nouvelle amélioration suivie d'une aggravation nouvelle, et la maladie se traîne ainsi jusqu'à la guérison ; le tracé thermographique traduit aux yeux ces oscillations successives. Tantôt et le plus souvent, vers le quinzième, le seizième et le dix-septième jour, survient une amélioration apparente, les symptômes perdent de leur intensité, la température s'abaisse, oscille entre 38 et 39° et cette rémission se prolonge pendant plusieurs jours. Mais au moment où l'on croit toucher à la guérison, ou du moins à la convalescence, la température se relève d'un mouvement continu, ou oscillant, et en deux ou trois jours, elle remonte d'un degré presque normal, à 40 et même à 41°, où elle se maintient. En même temps, on observe une recrudescence des autres symptômes ; l'adynamie, l'ataxie s'accusent davantage, les accidents abdominaux et pulmonaires reparaissent, souvent même on voit des taches rosées tardives. Cette haute température se maintient pendant dix, douze et quatorze jours, pour redescendre définitivement, par échelons, si le malade guérit.

Tels sont les faits sur lesquels nous tenons à attirer l'attention. Nous en citerons quelques exemples, dont deux nous sont personnels. Nous avons trouvé les autres dans les recueils d'observations de MM. Bergeron et Cadet de Gassicourt :

Observation I.

Fièvre typhoïde à recrudescence, forme adynamique. Réapparition de taches rosées le 28e jour de la maladie (8e jour de la recrudescence). Apyrexie complète et convalescence à partir du 40e jour.

Auguste Violle, âgé de 12 ans, polisseur, entre à Sainte-Eugénie, salle Saint-Joseph, n° 23 (service de M. le Dr Cadet de Gassicourt), le 18 décembre 1874.

Pas de maladie antérieure. Père mort tuberculeux, mère bien portante. Une sœur, actuellement atteinte de fièvre typhoïde.

Cet enfant fait remonter le début de sa maladie à 8 jours environ. Il a commencé par perdre l'appetit; le malaise, la faiblesse augmentant, il fut obligé dès le 14 décembre de garder le lit. Depuis ce jour, céphalalgie, bourdonnements d'oreilles, vertige, une épistaxis, douleur de ventre, diarrhée; subdélirium la nuit. Toux assez fréquente, marche titubante. T. R. du soir, 39°,6.

19 décembre. Abattement considérable, sonnolence continuelle, hébétude. Pas de délire pendant la nuit. Décubitus dorsal.

Langue blanche, humide, un peu rouge à la pointe et aux bords. Tympanisme abominal très-marqué. 3 selles liquides. Quelques taches sur l'abdomen. Pas de sudamina. Rate non limitable par la percussion.

Toux fréquente un peu rauque; râles sibilants disséminés, peu nombreux.

La langue, les lèvres, les mains sont agitées d'un léger tremblement.

T. R. matin, 39°2; soir 40°.

Prescription : Limonade vineuse, julep diacodé, eau de Sedlitz

Le 20. Sonnolence et abattement persistants. L'enfant répond cependant aux questions qu'on lui adresse et exécute les mouvements qu'on lui ordonne de faire. Même état que la veille. Taches; Pouls régulier, à 92, non dicrote. Rien au cœur. L'adynamie domine.

Prescription : Julep extr. de quinquina, 2 gr. Nouveau purgatif; T. matin, 39°,3; soir 40°,1.

Le 21. Langue toujours blanche et tremblottante. Ventre assez souple. 3 selles diarrheïques. Pas de délire.

T. matin 38°,8; soir 39°,3.

Le 22. Abattement moindre. 2 selles liquides. Ventre souple. On ne trouve plus qu'une seule tache rosée lenticulaire sur l'abdomen. Persistance des râles sibilants, peu nombreux.

T. matin, 37°,6; soir, 38°,9.

Le 23. La température s'abaisse, les symptômes abdominaux et thoraciques diminuent, l'abattement est moindre.

T. matin, 38°; soir, 39°,1.

Le 24. Toutes les taches ont disparu. Quelques râles sous-crépitants disséminés.

T. matin, 37°,4; soir, 39°,1.

Le 25 et le 26. T. matin, 37°,6; soir, 38°,8.

Le 27. L'amélioration continue. Pas de selle aujourd'hui. T. matin, 37°,6; soir, 38°,6. P. 90.

Le 28. Très-bon état. Langue un peu blanche, très-humide; très-peu de météorisme, pas de selle. Lavement purgatif. T. matin, 36°,8; soir, 38°,9.

Comme on le voit, la température normale le matin est toujours plus élevée le soir. Le pouls est également plus fréquent dans la soirée que le matin; il s'élève à 100 ou 110.

Le 29. Même état. T. matin, 37°,6; soir, 39. 1 selle à la suite du lavement.

Le 30. La température semble s'élever; l'enfant va toujours bien, sans présenter aucun symptome nouveau. Pas de diarrhée. Tendance au contraire à la constipation. T. matin, 38°,6; soir, 39°,4. — Pr. : huile de ricin, 15 gr.

Le 31. Ce matin la langue est un peu blanche, très-humide; le ventre est un peu tendu, mais non douloureux. 3 selles liquides. Quelques râles disséminés dans la poitrine. Rien à noter du côté du cœur ou du pouls. Sommeil calme. Tous les symptômes sont légers, cependant la température s'élève toujours. T. matin, 39°8; soir, 40°,3.

1er janvier 1875. Même état, sauf absence de selle depuis hier. Ventre toujours un peu ballonné, abattement; T. matin, 40°; soir, 40°.

Le 2. T. matin, 39°,8 ; soir, 40°,1.

Le 3. Abattement très-considérale. Météorisme, constipation. Quelques râles sous-crépitants disséminés, toux assez fréquente.) Pr. limonade magnésienne, 30 gr. Frictions sur le ventre avec huile de camomille.) T. matin, 40°; soir, 40°,3.

Le 4. Même état, 2 selles à la suite du purgatif. Pouls rapide, 120, très-petit. Bain. T. matin, 40°,1 ; soir, 40°. Potion de Tood, vin de quinquina, vin de Bagnols.

Le 5. L'enfant est toujours très-accablé, très-abattu. La somnolence est presque constante. Langue blanche et humide. Léger météorisme, un peu de douleur dans la fosse iliaque droite. 2 selles normales, pas de taches rosées. Râles sibilants et sous-crépitants à grosses bulles disséminés, mais peu nombreux. Pas de phénomènes ataxiques. La température reste élevée; matin, 40°,1 ; soir, 39°,8. Des bains à 33° et 35° donnés hier et aujourd'hui ont abaissé momentanément la température. Ainsi hier, après un bain de trois quarts d'heure, la température est tombée à 36°,6, prise dans l'aisselle. — Pr. : Limonade purgative, bain, toniques.

Le 6. Un peu plus de calme. 1 selle diarrhéïque abondante provoquée par le purgatif. Pas de taches. Mêmes signes thoraciques. T. matin, 39°,7; soir, 39°,9. — Bain.

Le 7. Apparition de quelques taches rosées sur l'abdomen. Un peu de délire de paroles pendant la nuit. T. matin, 40° ; soir, 40°,2. — Pr. : Bain, extr. de quinquina, musc, 0,25 centigr.

Le 8. Langue blanche, rouge sur les bords et à la pointe, un peu tremblottante. Léger tympanisme abdominal, 2 selles liquides, taches.

Affaissement considérable; pâleur de la face; pouls faible, 108, dicrote. Battements du cœur très-peu perceptibles à la main et même à l'auscultation. T. matin, 39°,5; soir, 40°,5.

Le 9. Même état. 1 selle liquide. Langue et lèvres toujours tremblantes. Parole assez nette, mais saccadée. Oscillations de la température un peu plus larges. T. matin, 39°,4; soir, 40°,2.

Le 10. T. matin, 39°,6; soir, 38°,8. Purgatif.

Le 11. 2 selles après le purgatif qui a été vomi en partie. Quelques râles dans la poitrine. Taches rosées. Battements du cœur très-faibles, imperceptibles à la palpation. Pouls petit et faible, mais très-régulier, à 110. Affaissement considérable. T. matin, 39°; soir, 39°,4. — Toniques.

Le 12. Calme. Les taches rosées tendent à s'effacer. La température s'abaisse depuis deux jours. Faiblesse toujours extrême du pouls et des bruits du cœur. 1 selle liquide. (Pr. : Lait, extr. de quinquina, potion de Tood, Bagnols.) T. matin, 39°,1 ; soir, 39°,9.

Le 13. Même état. Pas de selle. (Lavement.) T. matin, 38°,5 ; soir, 39°,6.

Le 14. T. matin, 38°,6; soir, 39°,6.

Le 15. Légère amélioration de l'état général. Abattement moins prononcé que les jours précédents. Grand calme. Battements du cœur un peu plus énergiques, perceptibles aujourd'hui à la palpation. Pouls un peu plus fort, légèrement dicrote. 1 selle liquide, chaque jour. Plus de taches. T. matin, 38°,1 ; soir, 38°,8.

Le 16. Sauf l'état de faiblesse dans lequel se trouve le malade, rien à noter. La Temp. tombe ce matin à 37°,3 ; soir, 38°,3. — Toniques, bouillons.

Le 17. T. matin, 37°,7; soir, 39°.

Le 18. Amélioration notable, face un peu colorée. T. matin, 37°; soir, 38°,2.

Le 19. T. matin, 37°; soir, 38°,3.

Le 20. On commence l'alimentation. T. normale matin et soir.

Les jours suivants, la convalescence se maintient. L'apyrexie reste complète ; les forces se relèvent, le pouls devient plus fort, les battements du cœur deviennent plus énergiques, et le 8 février, l'enfant part en convalescence à Laroche-Guyon, en très-bon état. Il est encore pâle, mais il marche, mange avec grand appétit, et ne présente plus aucun phénomène morbide.

Observation II.

Fièvre typhoïde avec recrudescence. Durée totale, quarante-deux jours.

Le nommé Franconi Séverin, âgé de 13 ans, Suisse d'origine, n'habite Paris que depuis trois ans. Il entre à l'hôpital Sainte-Eugénie, salle Saint-Joseph, n° 19, le 29 juin 1875 (Dr Cadet de Gassicourt). Pas d'antécédent héréditaire diathésique. Habituellement bien portant, l'enfant n'a jamais eu d'autre maladie qu'une rougeole, il y a deux ans.

29 juin. Les seuls renseignements fournis par le malade sur l'affection dont il est atteint aujourd'hui sont ceux-ci :

Depuis onze jours, il a perdu l'appetit et a de la diarrhée. Très-courbaturé dès le début, il a été obligé de se mettre au lit depuis huit jours. Des vomissements répétés ont eu lieu depuis quatre ou cinq jours. T. soir, 40°,6.

Etat le 30 *juin.* Grand abattement, langue saburrale, un peu rouge à la pointe et sur les bords. Pas d'enduit pultacé des gencives. Ventre souple, un peu de gargouillement dans la fosse iliaque gauche, une selle involontaire pendant la nuit. Quelques a ches sur l'abdomen, sudamina sur les parties latérales du cou.

Rate mesurant 5 cent. 1/2 en hauteur. Toux peu fréquente. Quelques râles sibilants et ronflants disséminés dans la poitrine.

Rien au cœur. Pouls 112, dicrote. La température très-élevée hier soir (40°,6) est tombée ce matin à 38°,6, mais au moment où la température a été prise, le malade venait de sortir d'un bain à 30°. — Trait. : Eau de Sedlitz.

1er juillet. Grand calme. Bon sommeil. Langue saburrale. Ventre souple, sans gargouillement. 3 selles liquides à la suite du purgatif. Taches et sudamina comme la veille. Rales sibilants disséminés. La température tombée hier soir à 37°,6 par le fait de la purgation, est remontée ce matin à 40°,2.

Le 2. Somnolence. Langue blanche, un peu rouge à la pointe et aux bords. Ventre souple, plusieurs taches. 3 selles diarrhéiques. Râles sibilants. T. matin, 39°. Dicrotisme du pouls. Soir, 40°,4.

Le 3. Le calme et la somnolence persistent. Langue blanche. Haleine mauvaise. Ventre souple. 2 selles liquides volontaires. Encore une tache. T. matin, 38°,9; soir, 41°,4.

Le 4. Même état. Râles sibilants et sous-crépitants plus nombreux.

Le 5. Plus de taches appréciables. Râles sibilants toujours très-nombreux. Toux assez fréquente. Calme. Moins de diarrhée. T. matin, 40o,2 ; soir, 41.

Le 6. Amélioration notable. Langue humide. Ventre souple. 2 selles liquides. Moins de rhonchus dans la poitrine. T. tombée le matin à 3°8,5; soir, 39°,8. Pouls assez fort, non dicrote, régulier, à 84.

Le 7. T. matin, 39°; soir, 39°,2.

Le 8. Bon état. Langue normale. Ventre assez souple. 3 selles liquides en vingt-quatre heures. T. tombe le matin à 38°; remonte le soir à 39°,6.

Le 9. Rien à noter, si ce n'est que la T. reste matin et soir au-dessus de 39°.

Le 10. L'état de l'enfant est excellent. Calme absolu. Rien du côté de l'abdomen, si ce n'est un peu de gargouillement dans les 2 fosses iliaques. 2 selles liquides volontaires, quelques râles s.-crépitants et sibilants disséminés. Il semblerait que l'enfant entre en convalescence, mais la T. qui depuis quatre jours s'était maintenue autour de 39°, s'élève ce matin à 40°,6. T. soir, 40°.

Le 11. Bon état apparent. 1 seule selle diarrhéique. Mais T. toujours très-élevée, 40°,9 le matin ; 40°,5 le soir.

Le 12. L'enfant est toujours calme, sans délire, mais la langue reprend les caractères de la fièvre typhoïde. Elle est un peu sèche, collante, rouge à la pointe et aux bords. Le ventre est légèrement ballonné, un peu sensible à la pression. Diarrhée plus abondante que les jours précédents. 3 selles liquides très-copieuses et fétides. Râles crépitants très-nombreux dans les deux poumons. Enfin, la T. qui est remontée au-dessus de 40° depuis le 10 juillet, se maintient depuis ce jour entre 40° et 41° avec de courtes oscillations.

Le 13 et le 14. Même état.

Le 15. Pendant la nuit, délire de paroles; ce matin, affaissement, somnolence, langue sèche, ventre ballonné. 1 selle liquide involontaire. Pouls dicrote, à 112. Râles sous-crépitants nombreux, disséminés. T. 40°,2 matin ; 41°,6 soir. — Trait. : Potion de Tood; extrait de quinquina ; bain frais.

Le 16. Au délire de paroles s'ajoute aujourd'hui le délire d'action, qui se manifeste le jour comme la nuit. T. très-élevée. Langue humide, mais collante. Ventre un peu ballonné. 3 selles liquides. Pas encore de taches appréciables. Râles sous-crépitants plus nombreux à droite et en arrière. Un peu de sang à l'entrée des narines. — Tr. : Potion au musc. Bain tiède.

Le 17. Le délire de paroles persiste, mais le délire d'actions diminue; une épistaxis peu abondante; légère hémorrhagie gingivale. Langue sèche. Très-léger météorisme. 3 selles volontaires. Râles sous-crépitants moyens disséminés. Rate mesure 6 centim.

T. toujours oscillante autour de 41°. —Trait.: Musc. 0,30; P. Tood; bain.

Le 18. Persistance du délire de paroles. Réapparition de taches (2) sur l'abdomen. 3 selles diarréiques volontaires. Un peu de météorisme. Langue collante. Pouls très-dicrote, 128. T. autour de 41°. — Tr. : Tood; extr. quinquina; musc.; bain.

Le 19. Gencives très-saignantes. Abattement persistant, ainsi que le délire des paroles. Taches. Râles sous-crépitants disséminés. 2 selles diarrhéiques.

Le 20. Grand abattement. Moins de délire. Langue toujours collante. Taches. Léger météorisme. Une seule selle. Râles sibilants et sous-crépitants toujours très-nombreux. La T. se maintient matin et soir à 40°,8.

Le 21. Le délire a cessé. La langue est plus humide. Les gencives sont toujours très-facilement saignantes. Ventre un peu ballonné. Une ou deux taches. Une selle liquide volontaire. Adynamie profonde. Pouls un peu faible. Suppression du musc. (Tr. : Tood et extr. de quinquina. Bain tiède.) T. 39°,3 le matin; 40°,6 le soir.

Le 22. Même état général, sauf la réapparition du délire de paroles depuis hier soir. On constate deux eschares superficielles au sacrum. Matelas d'eau.

Le 23. Beaucoup de délire cette nuit. Taches.

Le 24. Cessation du délire. Calme. Chute de la T. à 38° ce matin. Langue humide. Deux selles normales. Les eschares ne grandissent pas.

Le 25. Depuis le 20, la courbe thermométrique présente de grandes oscillations régulières et descendantes. Depuis deux jours ces oscillations se font entre 38° et 39°. Plus de taches.

Le 26. La T. tombe ce matin à 37°,6. La langue est humide, le ventre souple, non douloureux; les selles sont moulées. Il ne reste que peu de râles dans la poitrine. Battements du cœur un peu faibles, sans souffle, réguliers. Pouls lent, facilement dépressible, grande pâleur, amaigrissement, état d'anémie profonde.

Les 27 et 28. La T. se maintient encore au-dessous de 38°, mais pas de symptôme nouveau. La convalescence s'établit; on commence à alimenter l'enfant.

Le 29. Température normale.

Les jours suivants la courbe se maintient à la normale. L'enfant mange un peu; et reprend des forces. Aucun accident ne vient troubler sa convalescence et il quitte l'hôpital dans les premiers jours d'août.

Observation III.

Fièvre typhoïde. Recrudescence à partir du 30e jour de l'affection. Apyrexie complète le 48e jour.

Sylvestre Hubert, âgé de 14 ans 1[2, entre à l'hôpital Sainte-Eugénie, salle Saint-Benjamin, n° 28 (service de M. le Dr Bergeron), le 28 octobre 1874.

Pas de maladie antérieure.

Lors de son entrée à l'hôpital, cet enfant était malade depuis 18 jours déjà, et il avait constamment gardé le lit depuis 15 jours. Pris au début de frissons, de céphalalgie, de vomissements, d'épistaxis, il est resté depuis ce temps dans un état de faiblesse et d'abattement extrêmes, avec une fièvre intense, une soif vive, une anorexie complète, et aussi de la diarrhée, de la toux et des nuits sans sommeil. 28 octobre, soir. T. R., 39°.

Le 29. Pas de céphalalgie, pas de surdité. Léger tremblement des lèvres et de la langue. Soif vive. Langue collante, sans enduit. Pas de fétidité de l'haleine, pas de fuliginosités.

Ventre douloureux dans les fosses iliaques, mais plat et rétracté. Taches rosées lenticulaires nombreuses. Une selle diarrhéique depuis l'entrée du malade. Bronchite généralisée. (Traitement : Emé-to-cathartique.) T. matin, 38°,2 ; soir, 39°,6.

30. T. m., 37°,8 ; soir 39°. Langue moins collante, plusieurs selles diarrhéiques.

Du 31 octobre au 9 novembre, la fièvre typhoïde suivit un cours très-régulier et en même temps très-rassurant. A des oscillations thermiques de un degré seulement (de 38° à 39°) succédèrent de grandes oscillations de 2 degrés (de 37° à 39°), les symptômes étaient en voie de décroissance, lorsque à partir du 9, la courbe s'éleva par échelons pour atteindre le 11 novembre au soir le degré si élevé de 41°,2.

A partir de ce jour jusqu'au 21 novembre, il se fit une véritable recrudescence de tous les symptômes ; la langue devint et se maintint sèche, la diarrhée qui avait disparu se manifesta de nouveau, mais ne fut jamais très-abondante ; le météorisme reparut ainsi que l'exanthème typhoïde; les râles de bronchite devinrent plus nombreux et plus fins que jamais surtout à la base gauche.

Enfin la température se maintint très-élevée au-dessus de 40°, n'étant troublée que momentanément par les bains à 30° que l'on donnait chaque jour au malade.

A dater du 22 novembre, la défervescence se fit régulièrement par d'assez larges oscillations descendantes et l'apyrexie ne fut complète que le 27 novembre, c'est-à-dire le 48ᵉ jour après le début de l'affection. Pendant cette période de déclin, l'amélioration de l'état général fut progressive, et dès le 27 novembre, la convalescence s'établit franchement, sans qu'aucun accident vînt entraver le retour complet à la santé.

L'enfant sortit de l'hôpital absolument guéri le 20 décembre.

Observation IV (personnelle).

Fièvre typhoïde de recrudescence à partir du 25ᵉ jour. Durée totale quarante et un jour.

Desbois (Victor), âgé de 14 ans, entre à Sainte-Eugénie (service de M. le Dʳ Cadet de Gassicourt), le 2 septembre 1876.

Pas d'antécédent héréditaire diathésique. Comme maladies antérieures, rougeole vers 4 ou 5 ans, scarlatine à 8 ans.

Le début de la maladie actuelle remonte à 15 ou 17 jours. Dès ce moment, malaise général, courbature, douleurs dans les reins, céphalalgie légère, inappétence, mais pas de diarrhée. Ces symptômes n'ont du reste été que de médiocre intensité, car le malade n'a pas cessé un seul jour de vaquer à ses occupations, seulement il se couchait de très-bonne heure. Depuis quelques jours la courbature a augmenté et le malade n'ayant plus la force de se tenir debout se décide à entrer à l'hôpital.

État le 2 septembre. Abattement, hébétude, teinte subictérique de la face, léger refroidissement des extrémités. Langue fuligineuse, sèche. Ventre un peu ballonné, douloureux à la pression dans la fosse iliaque droite; coliques. Tâches rosées lenticulaires nombreuses, disséminées sur l'abdomen. Diarrhée depuis 2 jours seulement. On sent, par la palpation, l'extrémité inférieure de la rate au-dessous des fausses côtes. Toux légère, aucun râle dans la poitrine. Pouls fréquent, fort, régulier. Température peu élevée, 37°,6.

3 septembre. Quelques rêvasseries pendant la nuit. Ce matin, même abattement que la veille. Langue sèche, fuligineuse. 2 selles diarrhéiques, un peu de gargouillement dans la fosse iliaque

droite. Pouls fréquent, dicrote. Rien dans la poitrine. (Limonade purgative.) T. R., matin, 37°,4; soir, 39°,4.

4. Plusieurs selles liquides à la suite du purgatif. Langue sèche, léger météorisme; ventre non douloureux. Pouls fort, fréquent, n'est plus dicrote. T. matin, 38°,3 ; soir, 38°,8.

5. Même état. T. matin, 38°,7. Le soir elle s'élève à 41°,2, sans cause appréciable.

6. Pas de complication. Rien dans la poitrine. 2 selles diarrhéiques depuis hier. La température descend le matin à 38°,3 pour remonter le soir à 40°,2.

7. Hier soir l'enfant était très-abattu, ce matin nous constatons une amélioration réelle. La peau est fraîche, la température descendue à 38°,3. Le pouls bien frappé est un peu lent. Peu de météorisme, mais langue toujours sèche, diarrhée peu abondante, mais persistante. 2 selles par jour. T. soir, 39°. —Sulfate de quinine, 0 gr. 40.

8. L'abattement n'existe plus, ventre souple, indolore. Encore des taches. T. matin, 37°,3 ; soir, 39.

9. Langue moins sècle. Une selle diarréique. T. matin, 37°,2 ; soir, 38°,8. Le sulfate de quinine donné depuis 3 jours ne fait point disparaître l'élévation thermique du soir.

10. L'enfant va mieux, le facies typhique a totalement disparu, l'enfant sourit et paraît être en voie de guérison. T. matin, 37°,6 ; soir, 39.

11. Diarrhée persistante. Rien du côté des poumons, ni du cœur. (On supprime le sulfate de quinine.) T. matin, 38°,2; soir, 39°,6.

12. La température s'élève, sans symptôme nouveau. T. matin, 39 ; soir, 40°,4.

13. Face rouge, injectée; retour de l'abattement qui est très-considérable ce matin. 2 selles diarrhéiques depuis hier, léger météorisme. T. matin, 40°,1 ; soir, 40°,6.

14. Langue très-sèche, rouge à la pointe et aux bords. Grand abattement. Diarrhée. T. matin, 40° ; soir, 40°,8.

15. 4 selles diarrhéiques. Léger météorisme, ventre non douloureux à la pression. Bronchite. Quelques râles sibilants disséminés. Visage très-coloré. T. matin, 40°,1 ; soir, 40°,8.

16. Réapparition de plusieurs taches rosées sur l'abdomen. Même état. T. matin, 40° ; soir, 40°,8.

17. Moins d'abattement. Diarrhée et toux persistantes. Pouls fréquent, dicrote. T. matin, 39°,8 ; soir, 40°,6.

18. T. matin, 39°,4 ; soir, 40°,4.

19. T. matin, 38°,6 ; soir, 40°. La température tend à s'abaisser. Taches.

Les 20, 21, 22. La T. se maintient à 38°,4, pour s'élever le soir à 40° et 40°,2. L'affaissement est moindre, les symptômes s'amendent un peu.

Du 23 au 26, la courbe thermométrique présente de très-larges oscillations descendantes, l'enfant n'est plus abattu, commence à avoir de l'appétit, mais la diarrhée persiste quoique peu abondante. Les rales sibilants disparaissent.

Du 26 au 30 septembre, la température se maintient à peu près au chiffre normal, ne dépassant jamais 38°,2 le soir.

Enfin, à partir du 1er octobre, l'apyrexie est complète, l'enfant est en pleine convalescence, l'appétit est très-grand, les forces reviennent; l'alimentation solide, commencée depuis quelques jours, est progressivement augmentée et bien supportée. Il n'y a plus ni diarrhée, ni toux. Le ventre est plat, les taches ont disparu, la langue est humide; l'intelligence est intacte.

Le 5 octobre l'enfant part en convalescence pour Laroche-Guyon très-bien portant. Le cœur ne paraît point avoir été touché : le choc de la pointe est facilement perçu à la palpation, à l'auscultation, les bruits sont bien frappés, à timbre un peu sec, et avec léger prolongement systolique. Pouls lent, à 56, présentant de rares irrégularités, encore dicrote.

Observation V (personnelle).

Fièvre typhoïde, à forme abdominale avec recrudescence et réapparition d'une nouvelle période d'état au 16° jour de la maladie. Apyrexie le 12 octobre (31e jour de la maladie).

Rouvière (Paul), 14 ans 1/2, entre à Sainte-Eugénie (service de M. le Dr Cadet de Gassicourt), le 16 septembre 1876.

Père et mère atteints tous deux actuellement de la fièvre typhoïde.

Début de la maladie actuelle il y a quatre jours : céphalalgie, fièvre, courbature. Venu à la consultation de Sainte-Eugénie, on lui a prescrit un vomitif. Cet état de malaise persistant, le malade se décide à entrer à l'hôpital.

On constate le jour de l'entrée un grand abattement, l'aspect grippé de la face, les yeux excavés, la langue blanche à son centre, rouge à la pointe et aux bords. Météorisme, pas de tâches rosées. Diarrhée. Coliques très-fortes. Pouls régulier, fréquent. Rien dans la poitrine. (Limonade vineuse. Limonade purgative. Bouillons.) T. le soir du 16 septembre, 39°.

Pendant 6 jours (du 17 au 22 septembre) sa maladie suivit son cours régulier, les taches rosées lenticulaires furent constatées pour la première fois le 20 septembre, les symptômes prédominants furent les symptômes abdominaux (diarrhée abondante, coliques, ventre peu ballonné mais très-douloureux à la pression), enfin la température se maintint autour de 40° avec de courtes oscillations.

A partir du 23, des oscillations diurnes plus larges (de 38°,8 à 40°,2) furent notées et semblèrent indiquer le début de la période de déclin de la maladie. Quant aux symptômes, ils se maintinrent à peu près avec la même intensité que les jours précédents.

Le 27 (16e jour de la maladie), au soir, la température qui la veille et le matin même s'était un peu abaissée (autour de 39°) se releva à 40°,2; le malade se plaignit de coliques très-intenses, le météorisme et la sensibilité du ventre s'accrurent.

Les 28, 29, 30 septembre et les 1er, 2, 3 octobre, la température se maintint au-dessus de 40° matin et soir, ne présentant que 2 ou 4 dixièmes de degré de différence du matin au soir. Ce fut là comme une nouvelle période d'état de la maladie.

A partir du 4 octobre jusqu'au 12, c'est-à-dire pendant 8 jours, la température s'abaissa progressivement, mais avec de larges oscillations (2 degrés en moyenne), diurnes, régulièrement descendantes; en même temps, les symptômes abdominaux qui dans cette recrudescence furent encore les symptômes prédominants de la maladie diminuèrent, et le 12 octobre, on trouve citée dans l'observation la disparition de la diarrhée. Apyrexie.

On commença aussi ce jour-là à alimenter le malade avec un peu de viande, dont on augmente progressivement la quantité les jours suivants. Quelques abcès sous-cutanés furent les seuls accidents qui survinrent dans le cours de la convalescence de ce malade.

Le 25 octobre, l'état du pouls était celui-ci : il était dépressible, un peu ondulant, à 96°. Le cœur battait régulièrement, mais le choc de sa pointe était d'intensité variable suivant les instants, tantôt bien frappé et très-perceptible à la palpation, tantôt très-faible et imperceptible. Bruits nets à l'auscultation, sans souffle, soit à la pointe, soit à la base ; souffle anémique très-prononcé dans les vaisseaux du cou.

Le malade quitta Sainte-Eugénie dans les premiers jours de novembre entièrement guéri, mais encore un peu pâle et anémique.

Ces observations sont assurément très-concluantes, et font voir manifestement que le processus typhique peut évoluer par poussées successives. On découvre du reste des faits analogues consignés dans les auteurs. — Nous en avons trouvé deux dans la thèse de Carville, dont un est reproduit dans le mémoire de Bourneville (1873).

La planche I du livre de Wunderlich porte un tracé de typhus abdominal traité par les bains froids, arrivé à la troisième semaine en pleine période de déclin, mais qui présenta une recrudescence dans le milieu de la quatrième semaine sans que l'apyrexie ait jamais été complète. La période de déclin réelle ne commença que le trente-cinquième jour pour arriver à l'apyrexie définitive le quarante-sixième jour seulement. La planche II (fig. 6) du même ouvrage présente encore un autre tracé de typhus abdominal avec recrudescence. — Trousseau rapporte plusieurs faits qui paraissent rentrer dans ce même ordre, et qui sont suivis des réflexions suivantes : « Pour expliquer ces recrudescences, il semblerait que le virus typhique n'ait pas épuisé toute son action dans une première explosion, et que l'économie ne puisse s'en débarrasser qu'après des efforts répétés. Ce ne sont point là des récidives ; c'est toujours la même maladie dont les accidents momentanément interrompus se répètent sous l'influence de la même cause morbifique qui les a d'abord occasionnés. » — Ces paroles prononcées à propos des recrudescences simples de la fièvre typhoïde sont applicables entièrement aux rechutes proprement dites.

La connaissance exacte de ces faits est indispensable pour bien saisir les liens qui unissent les fièvres à recrudescence et les fièvres à rechute.

Quels sont en effet les caractères importants qui éloignent ces dothiénentéries à évolution lente, des dothiénentéries à rechute? Un seul est à citer : Dans les fièvres typhoïdes à recrudescence, il n'y a pas établissement réel de la convalescence après une première poussée ; il ne se produit qu'une amélioration passagère ; de nouvelles poussées inflammatoires se font dans l'intestin avant que les plaques de Peyer soient guéries, ou du moins avant qu'elles soient en voie de cicatrisation.

Dans la rechute au contraire la convalescence est établie depuis quelques jours, sept, huit, treize jours, et plus. Il est évident qu'alors la période de cicatrisation est commencée quand de nouvelles poussées inflammatoires se produisent. Dans les premières, la température se relève avant d'être arrivée à la normale, dans la rechute au contraire elle ne se relève qu'après être restée normale plusieurs jours.

Telle est la pathogénie de la fièvre typhoïde à rechute que nous défendons, et que nous considérons comme la seule admissible. Il nous faut énumérer maintenant les diverses opinions émises jusqu'à ce jour sur la pathogénie de la rechute dans la fièvre typhoïde; nous les trouvons résumées presque toutes dans la discussion soulevée à la Société médicale des hôpitaux par M. Lorain en 1869.

Pour M. Lorain, la rechute n'était qu'une récidive à courte échéance. Il ne s'agit pas là, disait-il, d'une deuxième phase d'une même maladie, mais bien de deux fièvres typhoïdes *accolées* qui se montrent et évoluent successivement. Pour lui, la durée du temps écoulé entre les deux manifestations ne change rien à la donnée scientifique de la reproduction complète des phases normales de la maladie. Nous sommes loin de partager cet avis, et avec MM. Bergeron, Dumontpallier, Hérard nous soutenons que cette notion du temps intercalaire est très-importante et constitue presque à elle seule une différence réelle entre la rechute et la récidive, qu'il ne s'agit dans le cas de rechute que d'une même maladie se faisant en deux temps. Ce fut aussi là l'opinion exprimée par M. Marrotte qui insista sur ce fait que dans le cas de rechute, la convalescence n'est complète qu'en apparence, que la fièvre typhoïde peut être comparée dans son évolution à la fièvre scarlatine qui n'est point jugée par l'éruption seulement, mais qui poursuit son cours plusieurs semaines après la disparition de celle-ci. L'analogie entre les deux maladies n'est peut-être point aussi complète que le pense M. Marrotte, mais il est bien évident que l'apyrexie immédiatement consécutive à ces deux maladies ne correspond pas encore à la santé parfaite. L'état morbide des humeurs et des tissus créé par le principe infectieux de l'une ou de l'autre persiste, et ne disparaît qu'insensiblement avec le temps.

Une autre opinion, peu acceptable à notre avis, est celle de M. Hervieux, qui, considérant la fièvre typhoïde comme un empoisonnement, admet que des sujets placés dans un milieu nosocomial puissent reprendre à nouveau la même maladie pendant la convalescence. Nous ne ferons que rappeler ici les différences qui existent entre l'infection et l'empoisonnement, nous ajouterons qu'un des caractères propres aux principes infectieux, est précisément le peu d'aptitude qu'a l'organisme à subir plusieurs fois leur imprégnation ; et parmi les maladies infectieuses, la fièvre typhoïde est précisément celle qui récidive le moins fréquemment. Or cette immunité si grande et si réelle dont jouit l'organisme plusieurs années après une première atteinte, ne doit-elle pas être plus complète encore, alors que le malade est encore en puissance même d'une première infection? De plus, n'a-t-on pas observé des rechutes de fièvre typhoïde chez des malades absolument isolés, loin de tout foyer de contagion, si ce n'est celui créé par eux-mêmes? Or, la maladie étant généralement considérée comme l'effort naturel fait par l'organisme pour se débarrasser d'un principe morbide qui nuit à la régularité des fonctions, il est improbable que l'absorption du même principe infectieux puisse se faire à ce moment même.

Cette discussion nous amène à parler d'une nouvelle théorie qu'à coup sûr certains médecins pourraient invoquer, c'est celle de la septicémie intestinale, émise et développée avec talent par G. Humbert pour expliquer certains faits de fièvre typhoïde et surtout admise par lui comme phénomène secondaire dans la fièvre typhoïde: « L'intestin, dit-il, renfermant pendant la fièvre typhoïde des substances septiques, ces substances peuvent être absorbées et devenir la source d'un empoisonnement secondaire; la maladie puise donc chaque jour de nouvelles forces dans le foyer putride que l'individu porte en lui-même. » Cette théorie ne nous semble pas applicable à la rechute, car celle-ci survient le plus souvent après la disparition complète des symptômes intestinaux, alors que la diarrhée n'existe plus, que les selles ont perdu toute leur fétidité, alors enfin que rien ne permet de croire à la putridité des sécretions intestinales.

A la suite de cette séance de la Société médicale des hôpitaux, M. Constantin Paul chercha à établir par des études thermométriques seules ce que l'on doit appeler rechute. Le mémoire, qu'il lut à la société, renferme cette conclusion : que la rechute est établie par la reproduction thermique de la période de déclin, et que ce mot indique la reproduction d'une partie seulement de l'évolution de la maladie. Pour lui, si la courbe thermique caractéristique de la fièvre typhoïde est complète, on a à faire à une récidive ; si au contraire, la période d'état et la période de déclin sont seules reproduites par le tracé, ce sera une rechute. Le nombre plus ou moins considérable de périodes reconnues par la courbe thermométrique ne nous semble pas constituer à lui seul une base suffisante pour la distinction des deux termes.

Telles sont les diverses opinions émises sur la fièvre typhoïde à rechute et sur sa pathogénie.

ANATOMIE PATHOLOGIQUE.

Ce n'est point à l'aide de faits personnels, que nous établirons l'anatomie pathologique de la fièvre typhoïde à rechute, car fort heureusement aucun des malades observés par nous, aucun de ceux que nous citons à la fin de notre thèse, n'a succombé. C'est dire déjà que le pronostic de l'affection ne nous semble pas aussi grave que l'on pourrait le craindre de prime abord. C'est donc dans les quelques observations suivies de mort et indiquées dans notre historique, dans les traités classiques, que nous sommes obligé d'aller puiser les documents relatifs à cette partie de la question.

Un fait que tous les auteurs, presque sans exception, s'accordent à reconnaître, est que dans la grande majorité des faits de rechute suivis de mort, on a trouvé à l'autopsie deux ordres de lésions intestinales, les unes anciennes, à un degré de réparation plus ou moins avancé, les autres récentes, correspondant au second processus ; celles-ci sont plus ou moins profondes suivant l'intervalle qui a séparé le début de la rechute du moment de la mort.

Tels sont les faits signalés par Grisolle, par M. Jaccoud, par M. Potain, par Griesinger, Wunderlich, et Murchison.

Tous ces auteurs disent avoir vu à côté de plaques de Peyer cicatrisées ou dont les eschares ne sont pas encore détachées des plaques simplement infiltrées ou des ulcérations nouvelles en voie de formation.

Dans un fait de Thierfelder (in Archiv für Physiol. heilkunde 1855) on trouva dans les trois derniers pieds de l'iléon une infiltration ancienne avec ulcérations en voie de guérison, tandis que d'autres plaques ou des follicules isolés présentaient une infiltration récente.

Stewart rapporte un fait dans lequel on nota l'ulcération de quelques-unes des glandes agrégées de la partie inférieure de l'iléon, et tendance à la cicatrisation de quelques autres, puis l'altération d'autres plaques qui était celle que l'on trouve en général vers le sixième jour de la maladie.

Ce sont là des faits bien probants en faveur de l'interprétation que nous donnons au mode d'évolution du processus typhique.

Mais, à côté de ces observations, il en est d'autres dans lesquelles toutes les altérations intestinales sont au même degré d'évolution. Toutes les plaques de Peyer paraissent avoir été atteintes en même temps. Contredisent-elles notre théorie? Evidemment non, car la seconde manifestation typhoïde a pu simplement retarder la cicatrisation des plaques de Peyer atteintes dans la première phase de la maladie, sans provoquer de nouvelles lésions sur des plaques restées indemnes.

Nous croyons devoir donner quelques détails sur un cas fort intéressant, communiqué à la Société médicale des hôpitaux en 1872 par M. Cornil, et suivi d'une discussion où nous trouvons signalés des faits d'une grande importance. Voici le résumé de cette observation : Une fièvre typhoïde grave fut suivie d'une rechute, dont l'évolution coïncida avec celle d'une production de tubercules dans les poumons. Dans ce cas, la terminaison fut fatale et l'autopsie démontra l'existence d'une caverne tuberculeuse au sommet du poumon gauche et de nombreuses granulations disséminées dans l'intérieur et surtout à la surface des deux poumons. Comme lésions intestinales, M. Cornil constata : 1° dans l'intestin grêle, des plaques de Peyer dont la coloration ardoisée paraissait correspondre à une période de cicatrisation déjà avancée, et toutes ces plaques semblaient avoir été affectées en même temps, c'est-à-dire au moment de la première manifestation typhoïde ; 2° dans le gros intestin, la muqueuse présentait les signes d'une congestion intense, de petites ecchymoses sur tous les plis saillants, mais il n'y avait ni ulcération, ni tubercule.

Les ganglions mésentériques étaient peu volumineux, sauf ceux qui avoisinaient le cæcum, et qui étaient rouges et un peu gros. Le foie, les reins, le cœur, étaient atteints d'une dégénérescence graisseuse reconnue par le microscope ; la rate était de volume normal.

M. Cornil cherchant à rapprocher les symptômes observés par lui, des lésions anatomiques, pour en déduire la marche et la succession des différentes phases de la maladie, conclut que, dans ce cas, les cicatrices des plaques de Peyer n'ont point été sensiblement modifiées par la rechute, et il interprète ainsi la succession des phénomènes constatés dans cette observation :

1° Fièvre typhoïde grave, s'étant caractérisée anatomiquement par les lésions ordinaires de la maladie ; 2° rechute provoquée par un catarrhe iléo-cæcal démontré par l'autopsie ; 3° poussée tuberculeuse dans les poumons d'un individu déjà atteint d'une tuberculose chronique. M. Cornil se demande alors si les rechutes de la fièvre typhoïde sont caractérisées anatomiquement par une tuméfaction des glandes de Peyer analogue à celle de la fièvre typhoïde initiale, ou seulement par une entérocolite commune. Il croit que les plaques de Peyer ayant été détruites pendant la première atteinte de fièvre typhoïde, le même processus anatomique ne peut s'y développer une seconde fois, et il est porté à croire que c'est à une inflammation catarrhale du gros intestin que correspond la rechute.

M. Potain fit alors observer avec raison, que le fait présenté par M. Cornil n'autorisait pas à généraliser l'absence des lésions caractéristiques de la dothiénentérie, et n'autorisait pas non plus à admettre l'existence constante d'un catarrhe iléo-cæcal. Dans un cas de rechute, récemment observé par lui-même, il n'y avait eu que peu ou pas de diarrhée, et que par conséquent, le catarrhe de la muqueuse du gros intestin ne pouvait être mis en cause. Nous partageons entièrement l'opinion de M. Potain, dans la plupart des observations que nous avons eues sous les yeux, la diarrhée, pendant la rechute, n'a été que d'une intensité médiocre.

M. Bucquoy, insistant après M. Potain sur la réalité des faits dans lesquels des altérations récentes se trouvent à côté d'altérations anciennes, rejette l'argument fourni par M. Cornil, de l'impossibilité matérielle de la reproduction des lésions des plaques de Peyer. Toutes ces plaques, dit-il, ne sont pas prises dans une fièvre typhoïde, la rechute peut donc se manifester sur des plaques non encore atteintes. Le catarrhe gastro-intestinal ne peut, à son avis, amener les accidents de la rechute. Celle-ci est pour lui une véritable fièvre typhoïde, dont la manifestation anatomique peut consister quelquefois dans l'altération unique des follicules isolés, soit de l'intestin grêle, soit du gros intestin, au lieu de se porter sur les follicules agminés.

Il cite alors un fait de rechute dans lequel il trouva toute la surface de la muqueuse du gros intestin occupée par des ulcérations des follicules isolés seulement, et l'examen microscopique démontra, dans ce cas, que la lésion de ces follicules du gros intestin, était la même que celle des glandes de Peyer dans la fièvre typhoïde. Pour M. Bucquoy, ce fait ne constitue pas une colite ulcéreuse commune, il correspond à la véritable lésion typhoïde frappant un même organe dans un siége différent.

Ce fait de la localisation possible de la rechute dans le gros intestin, bien observé par M. Bucquoy, est mentionné dans Griesinger.

Enfin plusieurs auteurs, Grisolle en particulier, signalent ce fait, que l'on ne trouve souvent à l'autopsie aucune lésion capable d'expliquer les symptômes observés pendant la rechute, et Griesinger ayant sans doute vu des faits analogues, dit que la plupart des processus de récidive sur la muqueuse intestinale n'ont qu'une faible étendue. Le fait de M. Cornil n'est, assurément, qu'un exemple de cette absence possible des lésions intestinales dans la rechute ; la tuberculose constatée chez son malade jouait sans doute le rôle principal dans la production du catarrhe iléo-cæcal observé dans ce cas.

De l'exposé de tous ces faits, nous sommes en droit de conclure que les lésions anatomiques correspondant à la rechute de la fièvre typhoïde ne sont pas toujours exactement les mêmes.

Le plus souvent, la coïncidence des altérations récentes et des altérations anciennes des plaques de Peyer est parfaitement en rapport avec l'évolution symptomatique de la fièvre typhoïde à rechute.

Dans d'autres cas, la localisation du processus typhique au lieu de se faire dans l'intestin grêle, s'effectue dans les follicules isolés du gros intestin. Dans ces cas, la nature de la lésion est identique à celle des altérations de la fièvre typhoïde commune; son siége seul diffère. La cause de cette différence nous échappe.

Dans d'autres cas encore, le processus anatomique de la rechute paraît ne consister que dans le retard apporté à la cicatrisation des plaques de Peyer déjà malades.

Peut-il enfin exister des cas dans lesquels l'altération spéciale des glandes de l'intestin n'existe à aucun degré, ni dans l'intestin grêle, ni dans le gros intestin, dans lesquels on ne trouve que des signes d'entéro-colite catarrhale? Nous sommes porté à douter de leur authenticité, à moins d'assimiler ces faits aux cas extrêmement rares de fièvre typhoïde, dans lesquels l'altération caractéristique de l'intestin n'a point été constatée. Quoi qu'il en soit, les nombreux faits signalés par les auteurs nous portent à penser que la rechute est anatomiquement caractérisée, dans la grande majorité des cas, par l'infiltration hyperplasique des glandes de Peyer et des follicules isolés.

Quant aux autres lésions constatées à l'autopsie des sujets morts dans le cours d'une rechute de fièvre typhoïde, elles offrent moins d'intérêt.

L'engorgement des ganglions mésentériques varie le plus souvent suivant l'étendue ou la profondeur des lésions intestinales. La rate est le plus souvent volumineuse; elle subit du reste, pendant la durée de la rechute, les mêmes modifications que pendant la première phase de la fièvre typhoïde.

Les poumons sont presque toujours le siége d'une congestion intense.

Le cœur a été trouvé atteint de dégénérescence granulo-graisseuse.

Les reins ont été trouvés absolument sains dans certains cas, congestionnés dans d'autres, quelquefois enfin, ils étaient graisseux.

Quant aux centres nerveux, nous n'avons trouvé aucune observation dans laquelle leur altération ait eté notée.

SYMPTOMATOLOGIE.

La fièvre typhoïde à rechute parcourt ordinairement ses différentes phases de la façon suivante :

Un sujet, enfant ou adulte, est atteint de fièvre typhoïde. La maladie suit une marche régulière, tantôt sans forme nettement caractérisée, tantôt et le plus souvent avec prédominance des symptômes adynamiques.

Les trois périodes classiques de la maladie se succèdent, et, après une durée variable, la convalescence dont nous avons assigné plus haut le début exact, s'établit.

Pendant cette période de convalescence et d'apyrexie, tous les symptômes typhoïdes qui avaient diminué déjà pendant la période de déclin finissent par s'apaiser, le malade reprend ses forces, son appétit se développe, l'amaigrissement s'arrête, tout en un mot fait croire à un retour rapide à la santé. Mais brusquement, ou en vingt-quatre, trente-six, quarante-huit heures au plus, la fièvre se rallume, et atteint une intensité aussi grande que celle observée pendant la maladie qui semblait être terminée. La température s'élève tantôt d'un seul coup, tantôt par des oscillations ascendantes, rapides, au chiffre de 40° et même de 41°. La prostration, l'hébétude réapparaissent, la langue redevient sèche, fuligineuse. L'appétit se perd la céphalalgie renaît. On voit se reproduire le météorisme abdominal, le gargouillement, la douleur dans la fosse iliaque droite, la diarrhée, la toux, les signes de congestion pulmonaire et de bronchite, la fréquence et le dicrotisme du pouls, les taches rosées lenticulaires, l'hypertrophie de la rate ; en un mot, l'ensemble symptomatique de la fièvre typhoïde se développe de nouveau, se maintient et disparaît après un temps généralement plus court que n'avait été la durée de la première atteinte.

Telle est, dans sa simplicité, la marche de la fièvre typhoïde à rechute. Si, faisant un pas en arrière, nous comparons ces faits avec les cas de fièvre typhoïde à recrudescence dont nous avons donné quelques exemples, nous voyons dans ces deux variétés de la maladie, le processus morbide, évoluer en deux phases, en deux temps, mais une différence les distingue :

Dans les cas de fièvre à recrudescence, les deux phases du processus se succèdent sans intervalle d'apyrexie complète ; la recrudescence arrive, au moment où la période du déclin n'était que commencée, où la décroissance de la maladie n'était qu'à son début.

Dans les cas de fièvre typhoïde à rechute, nous observons les mêmes modifications fébriles, les mêmes modifications symptomatiques, le seul caractère différent qu'ils présentent est un intervalle d'apyrexie complète, de convalescence plus ou moins longue entre les deux poussées typhiques.

Entrons maintenant dans quelques détails sur les particularités que présente la symptomatologie de la fièvre typhoïde à rechute. Comprise telle que nous l'admettons, nous devons étudier successivement ses diverses phases, c'est-à-dire : 1° la première évolution symptomatique de la fièvre typhoïde qui constitue la première phase de la fièvre à rechute ; 2° la période de convalescence ou d'apyrexie qui sépare celle-ci de la rechute, et 3° enfin la rechute elle-même.

Il est difficile tout d'abord de voir des différences entre la première phase d'une fièvre typhoïde à rechute et l'évolution régulière d'une fièvre typhoïde ordinaire. Cette première phase, en effet, peut revêtir toutes les formes, peut durer plus ou moins longtemps, et avoir une gravité très-variable. Toutefois l'analyse minutieuse des faits que nous avons lus et observés, nous autorise à établir comme règles presque générales les propositions suivantes :

A. La première phase d'une fièvre typhoïde à rechute revêt presque dans tous les cas la forme d'une fièvre typhoïde commune, sans prédominance d'aucun symptôme ou avec prédominance des signes adynamiques. — B. Sa durée habituelle est de quinze à vingt-cinq jours. — C. Sa gravité n'est grande que dans un petit nombre de cas; elle est médiocre dans quelques-uns, nulle ou presque nulle dans la grande majorité des cas.

Comme on le voit, par l'énoncé de ces propositions, l'ensemble pathologique de la première phase d'une fièvre typhoïde à rechute n'inspire pas de craintes bien sérieuses au médecin et ne prouve pas une infection bien maligne.

Dans quelques cas même, la légèreté des symptômes est telle que l'on pourrait considérer cette fièvre typhoïde comme une tentative avortée de l'évolution typhique.

La période de convalescence ou d'apyrexie qui lui succède est caractérisée non-seulement par le maintien des oscillations thermiques autour du degré normal (37°), mais par la disparition graduelle des symptômes, par le retour des diverses fonctions à l'état physiologique, par la récupération des forces.

Rarement, dans les cas de fièvre typhoïde à rechute, nous avons noté pendant la période intercalaire ces ascensions thermiques momentanées que l'on observe à la suite de toute malade de longue durée, et que l'on attribue à l'état même de convalescence dans lequel se trouvent les malades ; rarement aussi nous avons noté la persistance de quelque symptôme, diarrhée ou bronchite, et il semble que ce soit dans les cas où la convalescence est la mieux établie, où le retour à la santé paraisse devoir être le plus rapide, qu'il y ait plus lieu de craindre la surprise d'une rechute.

Dans ce temps d'arrêt observé au milieu de l'évolution typhique, que se passe-t-il au sein de l'organisme? Ne peut-on pas admettre que les proportions du principe infectieux non éliminées au moment où l'apyrexie a débuté, au lieu de disparaître insensiblement des tissus ou des humeurs, se multiplient pendant cette période de calme, comme elles se multiplient dans une période d'incubation réelle ?

Cette période intercalaire est d'une durée variable ; la plus courte que nous ayons constatée dans nos observations est une durée de quatre jours (Obs. II).

Une autre fois elle a été de six jours, mais le plus souvent, comme on pourra s'en assurer en se reportant à nos observations, elle a été de huit, neuf et dix jours.

Dans un des cas qui nous ont été communiqués par M. Brouardel, elle a été de seize jours ; il est à noter que c'est précisément dans ce fait, que la première maladie avait été la plus courte, treize jours seulement (Obs. XII).

Dans une observation rapportée par Barbrau, la période intercalaire paraît avoir été de dix-huit jours, mais comme la température n'a point été prise, il est possible que la durée de l'apyrexie réelle ait été un peu moins longue.

Nous ne nions pas la possibilité d'une rechute plus longtemps encore après le début de l'apyrexie complète, mais nous croyons que ces faits sont extrêmement rares, et d'une façon générale on est en droit de dire que plus on s'éloigne de la fin d'une première manifestation typhique, moins la rechute est probable. Quant aux récidives vraies et à courte échéance, on sait qu'elles sont exceptionnelles et nous avons déjà dit qu'elles résultaient pour nous d'une nouvelle infection.

Nous arrivons maintenant aux particularités de la rechute elle-même.

Son mode de début a été de notre part l'objet d'une étude fort attentive, et grâce au thermomètre, nous avons pu apprécier exactement toutes ses variétés :

Le plus souvent, le début de la rechute est brusque ; du chiffre de 37° ou 37°,6 auquel se maintenait le tracé thermométrique depuis plusieurs jours, on le voit s'élever d'un seul trait à 40° et même 41° ; quelquefois nous avons noté un frisson initial intense, plus souvent des frissons multiples et légers. — Un symptôme fréquent du début de la rechute nous semble être le vomissement.

On le trouvera signalé dans un assez grand nombre de nos observations.

Ce début brusque n'est point constant. Dans certains cas, ce n'est que graduellement que le malaise, l'inappétence, l'abattement réapparaissent ; ce n'est que graduellement aussi que la température s'élève, et la courbe thermométrique montre alors des oscillations ascendantes régulières, analogues à celles qui marquent le stade initial de la fièvre typhoïde primitive. Ce sont probablement des cas de ce genre qui ont fait dire à Wunderlich que la marche typique la plus parfaite se rencontrait dans les cas de réversions. Il est à remarquer toutefois que dans la rechute ce stade initial régulier est plus rapide, plus écourté que celui de la dothiénentérie primitive. Il est rare en effet que le maximum thermique ne soit pas atteint dès le soir du deuxième jour au lieu de n'être atteint que le troisième, le quatrième et même le sixième jour.

Dans d'autres cas enfin, cette ascension thermométrique du début de la rechute, quoique progressive encore, ne se fait pas en zigzag, mais bien par une ligne presque droite, s'élevant du matin au soir et du soir au matin, sans rémission aucune, jusqu'au maximum de 40° et plus. Nous avons noté dans ces cas encore la rapidité de cette période, dite de fastigium ou d'augment. Cette rapidité et même la brusquerie de l'élévation thermique, constituent selon nous un caractère réel de la rechute. Nous les comparerions volontiers à la facilité avec laquelle un feu mal éteint peut se raviver.

A ce début succède une véritable période d'état dont la durée ne varie guère que de quatre à dix jours. Pendant cette période, les symptômes propres de la fièvre typhoïde réapparaissent presque tous : sécheresse et fuliginosités de la langue et des lèvres, tympanisme, gargouillement, douleur dans la fosse iliaque droite, diarrhée, congestion pulmonaire, augmentation de volume de la rate, dicrotisme du pouls ; insomnie, rêvasseries nocturnes, délire, prostration, soubresauts des tendons. — A cet ensemble symptomatique réduit souvent, dans la rechute, à sa forme la plus légère, viennent s'ajouter, pour compléter le tableau, les taches rosées lenticulaires et les sudamina.

L'éruption des taches rosées lenticulaires présente, dans cette réapparition, une particularité qui a été du reste depuis longtemps signalée : elles apparaissent généralement de meilleure heure que dans la première manifestation typhoïde.

D'après les observations contenues dans notre thèse, nous pouvons dire qu'elles peuvent apparaître dès le troisième jour (Obs. XVI) et le quatrième (Obs. XIII et XIV) mais le plus fréquemment, nous les avons notées les cinquième et sixième jours.

Elles peuvent être cependant plus tardives et n'apparaître que le neuvième jour (Obs. XII).

A. Michel (1859) signale leur réappariton possible dès le premier et le deuxième jour; nous n'avons jamais noté une telle précocité.

Le même auteur a remarqué que dans certains faits, l'éruption des taches rosées était plus abondante dans la rechute que dans la première maladie. Nos observations II, XIII et XIV sont confirmatives de la vérité de cette remarque, mais ce n'est point là un phénomène constant; plus souvent il y a parité relative dans le nombre des taches pendant la rechute et pendant la première maladie.

Leur abondance est d'ailleurs extrêmement variable et aucun fait ne nous autorise à tirer de ce signe une déduction pratique, utile au pronostic de la maladie. Nous en dirons autant des sudamina.

Pendant cette période d'état de la rechute, la température reste le plus souvent élevée, oscillant plus ou moins largement autour de 40°. Il est cependant des faits dans lesquels cette régularité est moins parfaite, et la courbe thermométrique peut montrer des rémissions ou des exacerbations de 1° et même de 2°, du soir au matin. Nous ne saurions tirer de ces irrégularités aucune conclusion pratique.

Vient ensuite la période de déclin, ou période des oscillations descendantes. Elle est très-variable dans sa durée.

Dans certains des tracés que nous avons sous les yeux, cette période de déclin ne dure que trois jours, tandis que d'autres fois, la défervescence ne s'est faite qu'en cinq, huit, dix et douze jours. — Quant à la durée proportionnelle des périodes d'état et de déclin, elle ne fournit aucune donnée précise.

Etude spéciale des divers symptômes pendant la rechute. — Les symptômes cérébraux sont généralement peu accusés dans la rechute. Il est rare, plus encore chez l'enfant que chez l'adulte, qu'ils atteignent une grande intensité. Chez celui-là, souvent il n'y a qu'un léger délire de paroles, un peu d'agitation pendant la nuit. Ces symptômes peuvent même manquer absolument.

Parmi les phénomènes nerveux les plus curieux que nous ayons notés, nous citerons une sorte de jactitation choréiforme de la tête et des membres chez un malade de M. Bergeron (Obs. VIII).

Chez l'adulte, le délire et tous les phénomènes nerveux peuvent être plus accentués; dans quelques observations, nous avons noté un délire de paroles et d'actions très-intense, des soubresauts des tendons, une hyperesthésie cutanée tellement vive que le moindre contact arrachait des cris au malade.

La céphalalgie n'acquiert que rarement une intensité bien grande.

Les *phénomènes thoraciques* de la rechute sont dans la plupart des cas très-atténués; dans deux observations seulement, nous les trouvons avec une intensité réelle, constituant un danger véritable. Or ces rechutes étaient consécutives à des fièvres typhoïdes à forme thoracique. Ces faits semblent d'accord avec l'opinion de Michel qui admet une tendance très-grande aux congestions viscérales dans la rechute, lorsque la forme inflammatoire s'est montrée dans la première atteinte.

Quant aux *symptômes abdominaux*, nous avons déjà noté la fréquence des vomissements dès le début ou dans les premiers jours de la rechute. Quant à la diarrhée, elle est rarement considérable, et on trouvera à la fin de notre thèse des faits dans lesquels il n'y a jamais eu de diarrhée pendant toute sa durée.

Dans la plupart des cas, le météorisme abdominal est lui-même peu accentué. Le gargouillement et la douleur, dans la fosse iliaque droite, sont en rapport avec l'abondance de la diarrhée.

Le pouls reprend pendant la rechute les caractères qu'il avait pendant la première phase de la maladie, il redevient fréquent, le dicrotisme reparaît. Au début, le pouls est assez large et bien frappé, mais quelquefois, chez les enfants surtout, nous avons noté des intermittences et des irrégularités très-grandes, pendant les deux phases de la maladie. Ces irrégularités diminuaient progressivement pendant les périodes de déclin, pour disparaître entièrement au moment de la période intercalaire et de la convalescence réelle.

Le cœur nous a présenté comme phénomènes dignes d'être notés : la fréquence des bruits de souffle anémiques de la pointe et de la base, et quelquefois des irrégularités, des faux pas, et des intermittences.

L'auscultation des vaisseaux du cou permet de constater presque toujours un souffle musical dont l'intensité est le plus sonvent en rapport avec l'amaigrissement, la pâleur et l'état d'adynamie du sujet.

Parmi les formes symptomatiques de la rechute dans la fièvre typhoïde, il en est une qui mérite une mention spéciale, elle a trait à des observations dans lesquelles l'élément fébrile est pour ainsi dire la seule manifestation morbide de la seconde évolution typhique.

Tel est le fait de notre observation XV, communiquée par M. le docteur Brouardel. On y voit, pendant les quatorze jours de la rechute, la courbe thermométrique montrer les trois périodes classiques de la fièvre typhoïde, période d'ascension, deux jours, période d'état, huit jours, période de déclin, quatre jours; pendant cette marche régulière et typique de la température, le malade ne présenta que quelques phénomènes insignifiants liés à l'état fébrile, mais aucun des symptômes propres à la fièvre typhoïde ne réapparut; il n'y eut ni météorisme, ni diarrhée; les taches rosées ne se montrèrent point.

Nous trouvons un fait analogue signalé dans la thèse de Labbée (1868). Dans son observation IV, dont le sujet est une femme de 36 ans, malade depuis onze jours, lors de son entrée à l'hôpital, nous constatons l'existence d'une fièvre typhoïde à forme muqueuse, dont la période de déclin, commencée le vingtième jour de la maladie, fut suivie d'une apyrexie complète du vingt-cinquième au trente-deuxième jour. Le trente-troisième jour, une rechute survint, caractérisée par une période d'augment, par une période d'état, et une période de déclin. Celle-ci commença le quarante-sixième jour de la maladie totale, le treizième jour de la rechute. Après une amélioration et une défervescence progressives, la malade sortit guérie. Dans cette rechute, il n'y eut ni réapparition de taches ni diarrhée; mais s'appuyant sur la forme même de la courbe thermique, et sur le dicrotisme du pouls qui avait été constaté au troisième jour de la rechute, Labbée conclut à l'existence d'une rechute réelle de la fièvre typhoïde.

Rapprochant ces deux faits d'un troisième, qui nous a été communiqué par M. Cadet de Gassicourt, nous croyons être en droit de voir là une forme atténuée, mais réelle de la rechute de la fièvre typhoïde. Dans aucun de ces cas, en effet, il ne fut possible de trouver de complication ou d'accident pouvant expliquer la réapparition de la fièvre.

C'est donc à l'infection typhoïde seule que celle-ci peut être attribuée.

On pourra voir, du reste, que dans quelques-unes des observations que nous publions, les symptômes propres de la fièvre typhoïde n'apparurent pas immédiatement avec le commencement de la fièvre. Ce n'est qu'après plusieurs jours que l'on note le retour de la diarrhée, du météorisme, des taches.

Ce ne sont là que des modalités particulières, différentes, de l'évolution typhique.

COMPLICATIONS.

Plusieurs complications ont été notées pendant le cours de la fièvre typhoïde à rechute. ou pendant sa convalescence.

Nous signalerons d'abord les lipothymies et les syncopes qui surviennent chez ces malades affaiblis par une première fièvre typhoïde, sous l'influence d'un mouvement un peu brusque, d'un effort souvent insignifiant. Ces symptômes sont très-inquiétants, et on doit surveiller avec beaucoup de vigilance les malades qui les présentent. L'arrêt du cœur peut en effet provoquer une mort subite, dont la cause première est le plus souvent une dégénérescence granulo-graisseuse des fibres musculaires du cœur.

Dans plusieurs faits signalés à la fin de notre thèse, on a noté le développement d'une anasarque généralisée. Dans l'un (Observ. V), l'infiltration œdémateuse du tissu cellulaire coïncidait avec une albuminurie légère et qu a disparu avec l'œdème. Dans un autre (Obs. IV), l'albuminurie n'a jamais été constatée, et c'est plutôt à l'état de profonde anémie, dans lequel se trouvaient les malades, que nous rattachons la production de cette anasarque.

La formation d'eschares, la production d'abcès sous-cutanés, ont été notées par nous. Ces complications n'offrent rien de spécial à la rechute.

Une autre complication plus sérieuse encore, est la production de gangrènes plus ou moins étendues, soit de l'enveloppe cutanée, soit des muqueuses.

Dans un cas de fièvre typhoïde à rechute, observé par M. Cornil en 1863, la mort fut provoquée par un œdème de la glotte, dont le point de départ étaient des ulcérations gangréneuses de la paroi postérieure du pharynx, des replis aryténo-épiglottiques, et de l'épiglotte même.

Chez une femme, observée par M. Brouardel, la convalescence d'un fièvre typhoïde à rechute fut interrompue par la production d'une mammite double qui se termina par résolution.

Notre collègue, M. Balzer, nous a dit avoir observé l'année derrière, à l'hôpital Beaujon, deux faits de fièvre typhoïde à rechute. Dans la convalescence définitive de l'un d'entre eux, survint une périostite des deux tibias, qui se termina aussi par résolution.

MARCHE ET DURÉE.

En décrivant la symptomatologie de la fièvre typhoïde à rechute, nous avons signalé la marche habituelle de la deuxième phase de la maladie, nous avons signalé aussi ses irrégularités, il nous reste à fixer sa durée. Dans la grande majorité des cas, cette durée de la rechute est plus courte que la première phase de la maladie.

C'est en quelque sorte une réduction de l'affection typhoïde ; nous voyons, en effet, tous les symptômes de la dothiénentérie apparaître, évoluer, puis s'effacer avec une rapidité plus grande. Dans quelques cas cependant, la rechute est aussi longue que la première atteinte (Obs. I); mais dans ces cas, nous notons une durée relativement courte des deux manifestations typhiques.

D'après nos observations, le minimum de la durée a été de neuf jours, le maximum de dix-neuf, la durée la plus fréquente est de douze ou quatorze jours. Dans l'obs. V de Thierfelder, la rechute-récidive a été de vingt-cinq jours : je crois que c'est le chiffre extrême noté dans les observations.

Existe-t-il une relation positive entre la durée des deux phases de la maladie ? nous ne pouvons l'affirmer.

La forme de la maladie est-elle la même dans les deux manifestations ? nous croyons être en droit de donner à cette demande une réponse affirmative. Dans toutes les observations que nous publions, cette affirmation se trouve confirmée. C'est ainsi que la forme adynamique constatée le plus fréquemment, a presque toujours été suivie d'une rechute de même caractère. Dans deux cas où la première manifestation avait montré une légère prédominance des symptômes thoraciques, nous avons vu la rechute affecter également une forme thoracique.

Dans le cas de M. Bergeron (Obs. VIII), où la rechute avait présenté ces phénomènes ataxiques spéciaux, cette jactitation choréiforme si curieuse, la première phase avait été marquée par une forme ataxo-adynamique nettement accusée, quoique légère.

Une relation évidente existe donc entre les deux phases ; toutefois, nous devons ajouter que le caractère prédominant de la maladie peut avoir quelque disproportion d'intensité dans l'une et dans l'autre ; tantôt ce sera dans la première que l'adynamie aura été surtout marquée, tantôt ce sera dans la deuxième.

Dans tous les ouvrages que nous avons consultés, nous n'avons trouvé aucune observation dans laquelle plusieurs rechutes successives se soient développées à la suite d'une première manifestation typhoïde. Toutefois, cette succession de plusieurs rechutes peut être observée. Griesinger signale la possibilité de deux rechutes consécutives. Nous devons à M. le Dr Bucquoy, la communication orale d'un fait dans lequel il y eut trois rechutes successives après la première atteinte.

En 1871, pendant le siége de Paris, une jeune femme entra à la fin du mois de janvier dans le service de M. Bucquoy, à l'hôpital Cochin. La fièvre typhoïde, dont elle était atteinte, évolua régulièrement avec une intensité moyenne. En pleine convalescence, depuis dix jours environ, elle fut reprise vers la fin de février de tous les symptômes typhoïdes. Cette rechute dura une douzaine de jours. Une convalescence plus rapide que la première s'était franchement établie, quand dans la seconde quinzaine de mars, une nouvelle rechute arriva. Celle-ci fut comme la première, assez bénigne et un peu plus courte, nouvelle convalescence ; la malade commençait à se lever, lorsque dans les premiers jours de mai, apparut une troisième et dernière rechute, tout aussi caractérisée que les autres, ayant présenté comme elles, la réapparition des taches rosées, mais elle fut moins grave encore que celles-ci. La malade sortit guérie au début du mois de juin.

Cette observation, fort intéressante, n'a malheureusement pu nous être communiquée dans tous ses détails. Mais son authenticité ne saurait être douteuse, les circonstances spéciales dans lesquelles le fait s'est produit (époque du siége de Paris, de la Commune), ayant laissé dans la mémoire de M. Bucquoy un souvenir profond et durable.

Tels sont les faits que nous pouvons signaler. Ces manifestations successives et si rapprochées de l'imprégnation typhoïde, ne sont-elles point une preuve nouvelle à l'appui de l'interprétation pathogénique que nous donnons à la fièvre typhoïde à rechute ! Il nous est impossible d'admettre que l'organisme, si peu apte à se laisser envahir par le principe infectieux de la fièvre typhoïde, plusieurs années après une première atteinte de cette maladie, puisse se laisser infecter de toutes pièces, à 3 fois différentes, et après quelques jours seulement de convalescence. Nous croyons que dans ces cas, comme dans les fièvres à rechute communes, il s'agit d'une même maladie, d'une même infection donnant lieu à des manifestations successives, évoluant par poussées.

Il nous resterait à établir la durée totale de la fièvre à rechute, depuis le début de la première phase, jusqu'à la fin de la deuxième; ce que nous avons dit de la durée si variable de chacune de ces phases, nous dispense de citer ces chiffres, qui n'auraient aucune valeur réelle.

FRÉQUENCE.

Le petit nombre d'observations que l'on trouve dans les auteurs qui se sont occupés les premiers de la fièvre typhoïde, nous permet de croire que la forme à rechute était moins fréquente alors qu'elle ne l'est aujourd'hui.

Dans quelle proportion se montre-t-elle? Il nous serait difficile de le dire d'une façon exacte. La seule statistique que nous pourrions donner avec quelque justesse est celle des faits observés par nous, pendant cette année (1876), dans le service de M. Cadet de Gassicourt. Pendant les onze premiers mois de l'année, nous avons suivi 83 malades atteints de fièvre typhoïde, 4 seulement ont eu une rechute. La proportion que nous pouvons établir d'après nos observations personnelles est donc de 4,8 p. 100. Griesinger et Murchisson donnent une proportion plus considérable, 6 et 7 p. 100.

L'influence de l'âge, du sexe, du tempérament, des saisons nous a semblé absolument nulle sur le développement de cette forme particulière de la fièvre typhoïde.

Il est toutefois à noter que le nombre des rechutes varie suivant les épidémies. M. Colin a noté pendant l'épidémie de 1873, une fréquence relative des fièvres à rechute.

PRONOSTIC.

La terminaison heureuse notée dans toutes les observations de notre thèse nous autorise à considérer comme bénin, le pronostic de la fièvre typhoïde à rechute. La plupart des auteurs ont, du reste, signalé déjà cette bénignité réelle (Grisolle, Rilliet et Barthez, Jaccoud). Griesinger écrit : « Les récidives sont toujours des accidents désagréables, mais non toujours aussi dangereux qu'on pourrait l'admettre *à priori*. Elles sont généralement plus légères que la première maladie. »

La mort est cependant possible; lorsqu'elle a été observée, elle a été le fait de perforations intestinales survenues à la suite d'une indigestion d'hémorrhagies abondantes; tel est le fait signalé par Griesinger d'un enfant qui succomba à une hémorrhagie intestinale consécutive à l'ingestion d'une grande quantité de poires vertes. D'autres fois, la mort est parvenue par le fait de complications telles que des ulcérations gangréneuses du pharynx, et du larynx amenant l'œdème de la glotte (fait de Cornil).

Nous partageons l'opinion formulée par Wunderlich, au sujet du pronostic différent des fièvres à recrudescence et des fièvres à rechute : « Celles-ci, dit-il, suivent généralement une marche très-normale, le plus souvent favorable, tandis que les fièvres à recrudescence ont une marche le plus souvent grave, et exposent les malades à de grands dangers. »

Ce qui, à notre avis, constitue le principal danger de la fièvre typhoïde à rechute, ce n'est ni l'intensité des symptômes cérébraux, ni celle des symptômes thoraciques ou abdominaux, mais bien l'état d'adynamie profonde que l'on observe chez la plupart des malades, et qui est la cause la plus certaine de ces œdèmes, de ces eschares, de ces gangrènes observées dans quelques cas. Un danger réel est également constitué par la menace des lipothymies et des syncopes, qui peuvent être rapidement mortelles.

DIAGNOSTIC.

La reprise d'accidents aigus, au milieu d'une convalescence de fièvre typhoïde, peut au début donner lieu à bien des hésitations sur leur signification précise, et ce n'est dans la majorité des cas, qu'après plusieurs jours de la rechute, que le diagnostic peut être établi.

Les indigestions peuvent être, au moment où elles éclatent, confondues avec le commencement d'une rechute : l'erreur ne sera pas de longue durée ; s'il s'agit d'une indigestion légère, le thermomètre ne s'élèvera guère au chiffre de 40°, la défervescence sera rapide et le lendemain même ou le surlendemain de l'indisposition, la guérison sera complète. Si l'indigestion est plus grave, elle pourra s'attaquer à l'intestin lui-même, provoquer des symptômes de colite, des douleurs abdominales, de la diarrhée. Dans ce cas, le facies du malade ne prendra pas l'aspect caractéristique qu'il a quelquefois au début d'une rechute, l'hébétude, la prostration typhoïdes n'apparaîtront pas, on ne verra pas se dérouler l'ensemble symptomatique de la dothiénentérie. Les taches rosées ne réapparaîtront pas, la marche de la température sera le plus souvent irrégulière.

Une péritonite, une perforation intestinale ont des symptômes trop caractéristiques pour qu'on puisse confondre ces complications terribles avec une rechute.

Une mauvaise alimentation, l'influence du froid peuvent encore provoquer de la diarrhée, entretenir et aggraver l'état d'adynamie des convalescents, déterminer chez eux un mouvement fébrile plus ou moins intense. Ce sont là, comme nous le rappelait M. Cadet de Gassicourt, des effets qui ont été fréquemment observés pendant le siége de Paris; à ce moment en effet, la plupart des typhiques guérissaient de leur fièvre typhoïde, mais l'insuffisance et la mauvaise qualité de l'alimentation que l'on était réduit à leur donner, faisaient réapparaître la diarrhée, provoquaient des entérites, et ces malheureux succombaient après un temps plus ou moins long, épuisés, au milieu d'une adynamie profonde. Un état semblable a trop peu de ressemblance avec une rechute pour être confondue avec elle.

Des affections pulmonaires aiguës (bronchite, pneumonie) peuvent aussi se développer dans le cours de la convalescence d'une fièvre typhoïde. L'auscultation, la marche de ces maladies, l'examen de la courbe thermique, seront des éléments précieux pour le diagnostic.

Si le convalescent est en puissance d'une tuberculose chronique, la marche lente de l'affection, les signes physiques de la lésion pulmonaire, l'absence d'élévation permanente de la température seront des signes suffisants pour faire éviter une confusion avec l'évolution d'une rechute.

Quant à la tuberculose aiguë se développant dans la convalescence de la fièvre typhoïde, il est des cas où le diagnostic n'offre pas de graves difficultés. Ce sont ceux dans lesquels la marche de la température est irrégulière, dont le degré thermique ne dépasse guère 39°,5, ceux dans lesquels la dyspnée, la cyanose, l'absence de phénomènes adynamiques, la finesse des râles muqueux perçus à l'auscultation, indiquent la forme suffocante ou la forme catarrhale de la tuberculose aiguë. Mais dans certains cas de phthisie aiguë à forme typhoïde, il serait impossible d'établir un diagnostic précis. On pourrait cependant dans ces cas être guidé par l'absence de régularité cyclique de la courbe thermométrique, par l'élévation moindre du maximum vespéral qui dépasse rarement 39°,5, par la chute plus forte de la rémission matinale.

Certaines complications, formation d'abcès sous-cutanés, otite, périostite, etc., peuvent donner lieu à une élévation plus ou moins prolongée de la courbe thermique, provoquer quelques phénomènes généraux, du malaise, de l'inappétence, au milieu d'une convalescence nettement accusée de fièvre typhoïde. Un examen minutieux du malade permettra toujours de reconnaître ces complications et évitera toute confusion.

Enfin, dans les hôpitaux et plus particulièrement dans les hôpitaux d'enfants, il faut, toutes les fois qu'une convalescence de fièvre typhoïde est interrompue par un mouvement fébrile, songer à la possibilité du développement des maladies contagieuses, telles que les fièvres éruptives et la diphthérie.

ÉTIOLOGIE.

Rilliet et Barthez ont constaté que dans les trois faits de rechute observés par eux, aucune cause n'avait pu expliquer la réapparition des symptômes typhoïdes.

Michel signale, comme causes déterminantes, les écarts de régime, le mal du pays, l'exposition au froid, un travail prématuré, mais il semble n'attacher à toutes ces causes qu'une importance médiocre.

Grisolle, dans sa Pathologie interne, dit que la rechute dans la fièvre typhoïde survient tantôt sans cause, tantôt qu'elle est provoquée par des imprudences, par des écarts de régime.

De toutes ces causes admises avec plus ou moins de conviction par les divers auteurs, est-il possible d'établir la réalité de l'une d'entre elles? Nous ne le croyons pas.

Dans les 4 cas de fièvre typhoïde à rechute, que nous avons pu suivre nous-même, il nous a été impossible de découvrir aucune cause capable d'expliquer la réapparition des symptômes typhoïdes. Nos malades, bien surveillés, n'ont commis aucun écart de régime, n'ont été exposés à aucun refroidissement, n'ont eu à subir aucune fatigue, et néanmoins la rechute s'est montrée. Ce fait nous ayant frappé, nous avons cherché dans les nombreuses observations qui nous ont été communiquées, à quelles causes avait été attribuée la reprise des accidents. Dans les unes, aucune étiologie n'est mentionnée; dans d'autres, il est noté avec soin que la rechute est survenue sans cause appréciable; dans quelques-unes enfin, et ce sont de beaucoup les plus rares, nous avons trouvé signalée une fatigue légère, coïncidant avec la réapparition de la fièvre et des symptômes.

Cette constatation nous a profondément affermi dans cette idée, qu'une rechute réelle, vraie, ne peut être provoquée par des causes aussi légères, j'oserai dire aussi banales, que celles généralement invoquées. Les écarts de régime peuvent bien provoquer des indigestions, des entérites pendant la convalescence de la fièvre typhoïde, les refroidissements peuvent bien amener des congestions ou des inflammations viscérales; mais ces causes sont à notre avis incapables de déterminer la réapparition d'un ensemble symptomatique aussi complet que celui de la fièvre typhoïde. Nous croyons que l'évolution d'une rechute est soumise à des influences plus occultes, contre lesquelles le médecin n'est malheureusement point armé.

La rechute n'est que la manifestation secondaire d'une imprégnation typhique, qui n'a pu être qu'incomplètement jugulée dans une première atteinte. Elle est due à un effort naturel que fait l'organisme pour se débarrasser du principe infectieux qui germait encore en lui. Les causes communes, intrinsèques à la maladie elle-même, ne sauraient avoir dans la rechute aucune influence. Demander la cause d'une rechute équivaut à demander pourquoi chez un malade, telle forme de fièvre typhoïde évolue plutôt que telle autre, pourquoi on a affaire à une forme grave plutôt qu'à une forme bénigne.

TRAITEMENT.

L'étude du traitement de la fièvre typhoïde à rechute ne peut nous arrêter longtemps. Ce que nous avons dit de sa pathogénie, ne peut nous faire songer à un traitement prophylactique. Après la première manifestation typhoïde, nous éviterons les écarts de régime, nous surveillerons la qualité de l'alimentation; nous réglerons sa quantité par peur unique d'indigestions et de diarrhées, qui peuvent dans certains cas constituer un danger réel. Nous éviterons les refroidissements, les travaux prématurés, pour ne point exposer les malades à des complications viscérales toujours dangereuses, pour ne point entretenir ou accroître l'état d'adynamie, dans lequel une première évolution de l'affection typhoïde les aura infailliblement plongés.

Quant au traitement curatif de la rechute elle-même, il sera le même que celui de la fièvre typhoïde en général. Il devra varier suivant la forme prédominante de la maladie, suivant les forces du malade et les complications qui surviendront.

Il serait hors de notre sujet d'énumérer et de discuter les diverses médications usitées dans le traitement de la fièvre typhoïde : nous ne ferons que signaler la nécessité de recourir à la médication tonique pendant la durée totale de la rechute, dans la grande majorité des cas. Nous avons vu en effet que la fièvre typhoïde à rechute revêtait presque toujours la forme adynamique, et que cette adynamie constituait, chez l'enfant comme chez l'adulte, le danger principal et presque constant de la maladie. C'est donc elle qu'il est indiqué de combattre avant tout, et c'est dans les préparations de quinquina, dans les cordiaux, dans l'alcool que nous trouverons des agents thérapeutiques les plus efficaces. Dès que les symptômes abdominaux se seront atténués, on aura recours à l'usage d'une certaine quantité de viande, dont on surveillera les effets, et dont la quantité sera augmentée progressivement.

C'est par ces moyens que l'on évitera l'apparition de complications sérieuses et que l'on abrégera la durée de la convalescence.

OBSERVATIONS

FIÈVRE TYPHOIDE A RECHUTE

OBSERVATION I (personnelle).

Fièvre typhoïde à forme adynamique, sans gravité. Durée : vingt jours. Apyrexie pendant six jours. Rechute brusque, durant dix-neuf jours. Irrégularités du pouls pendant les deux phases de la maladie. Guérison.

Avet (Adolphe), âgé de 13 ans 1/2, entre à Sainte-Eugénie, salle Saint-Joseph, n° 10, service de M. le Dr Cadet de Gassicourt, le 7 janvier 1876.

Pas de renseignements sur ses antécédents héréditaires, hygiéniques ou pathologiques. D'après son récit, cet enfant serait souffrant depuis une quinzaine de jours environ, il était mal à l'aise, languissant, avait de l'inappétence, mais il ne s'est constitué malade que depuis trois jours (le 4 janvier). Ce n'est qu'à ce moment qu'il s'est alité, et a commencé à avoir de la diarrhée. Il n'a pas eu d'épistaxis.

8 janvier. Abattement, pas de délire, langue un peu blanche, enduit pultacé des gencives, ventre souple, sans gargouillement, quelques taches rosées. 3 selles diarrhéiques depuis l'entrée. La rate mesure en hauteur 8 centimètres. Rien dans les poumons. Pas de toux. L'enfant paraît être à la période de déclin de sa fièvre typhoïde. Le pouls bat à 104, il est régulier à certains moments, inégal, intermittent à d'autres. Le cœur n'est point hypertrophié, ses battements présentent les mêmes irrégularités que le pouls. A la pointe et à la base de cet organe, on constate un bruit de souffle systolique, très-doux, très-fort surtout à la base, et se prolongeant dans les vaisseaux du cou, où il devient musical. Matin, T. 39°,7. Soir, T. 40°,9.

Traitement. Limonade purgative, bouillon.

Le 9. Grand calme. Langue humide, rouge à la pointe et aux bords. Très-peu de météorisme. Plusieurs selles liquides. Les taches constatées hier se sont effacées. Quelques râles dans la poitrine. Matin, T. 39°,4. Soir, 40°,4.

Traitement. Bain tiède, Julep, extrait de quinquina.

Le 10. Apparition de deux nouvelles taches. 3 selles diarrhéiques. Même état. Pouls régulier ce matin. Matin, T. 39°. Soir, T. 40°.

Les 11, 12. Température oscillante autour de 39°.

Le 13. L'enfant va très-bien. Les symptômes sont si peu accusés que nous avons affaire ici à une forme évidemment très-atténuée de la maladie. Matin, T. 39°. Soir, T. 40°.

Traitement. Un peu de viande est accordé à l'enfant.

Le 14. Hier, l'ingestion de 40 grammes de viande environ a été tolérée par l'enfant, mais dans la soirée, après avoir mangé un peu de potage, il eut un vomissement. Aucune parcelle de la viande prise le matin n'a été rendue. Nuit calme. Ce matin, la langue est humide, le ventre est souple. 2 selles liquides. Taches persistantes. Matin, T. 38°,2. Soir, T. 39°,4.

Le 16. Toujours grand calme. Bon état. La température oscille autour de 39°.

Le 17. 50 grammes de viande très-bien supportés par l'enfant.

Le 22. La maladie a suivi son cours avec une régularité parfaite. Les symptômes ont été d'une très-faible intensité, et la maladie a été caractérisée presque uniquement par la diarrhée et l'élévation de la température. La défervescence s'est faite très-régulièrement, et hier (vingtième jour) elle était complète, la température s'étant maintenue à 37°,4 et 37°,6 le soir. Aujourd'hui, les selles sont presque solides, l'apyrexie persiste, le pouls est fort et plein, non dicrote, les battements du cœur sont réguliers, plus de taches.

Le 25. Pleine convalescence. Selles moulées.

Le 26. L'enfant paraît un peu affaissé ce matin. La peau est plus chaude. Le thermomètre monte à 39°, cependant la langue est bonne, le ventre est souple, selles plus molles, mais non diarrhéiques. Respiration pure. Battements du cœur énergiques, soulevant la paroi thoracique. Le pouls est rapide, mais difficile à compter à cause des intermittences et des irrégularités qui se reproduisent sans cesse.

Le 27. L'enfant a été très-calme pendant la nuit, mais la température s'est élevée hier soir à 41°,2, et ce matin elle est à 40°,4. Le pouls est à 136, inégal, un peu dicrote. Langue blanche au centre, rouge à la pointe et aux bords. Ventre souple, mais avec un peu de gargouillement. 3 selles liquides. Pas de taches rosées lenticulaires. Quelques râles sibilants dans la poitrine. Nous avons là tous les signes d'une rechute. Soir, T. 40°,6.

Traitement. Julep, extrait de quinquina 2 grammes, potion de Tood à 25 grammes, bouillon et lait, bain tiède. Soir, T. 40°,6.

Le 28. Diarrhée. Pouls dicrote, à 112, régulier aujourd'hui. Température toujours très-élevée. Matin, T. 40°,3. Soir, T. 40°.6. Un bain à 32° ayant été donné dans la soirée, la température prise aussitôt après est tombée à 39°,5 pour remonter ensuite.

Le 29. Toujours grand calme. Matin, T. 40°. Soir, 39°,8, prise après le bain.

Le 30. L'enfant est assis sur son lit, souriant ; le pouls est toujours dicrote, mais assez fort, régulier, non intermittent. Une tache rosée sur l'abdomen. Rate non limitable.

Depuis le début de la rechute, l'enfant ne prend que du lait et refuse tout autre aliment. Il continue l'extrait de quinquina et la potion de Tood.

Le 31. Nouvelle tache sur le thorax, près du mamelon gauche. Langue un peu blanche, très-humide. Ventre souple, 1 selle normale. Battements du cœur un peu affaiblis, mais réguliers. La température remontée hier soir à 40°,4 est à 38°,2 ce matin. Soir, T. 40°,6.

1er février. Bon état. Pas de météorisme, ni de tension de l'abdomen. 2 selles en purée. 3 taches sur le ventre. Pouls régulier, à 108, toujours dicrote. Les battements du cœur sont faciles à percevoir par le toucher et même par la vue, la courbe thermométrique offre maintenant de grandes oscillations. Amaigrissement. Matin, T. 39°. Soir, 40°,2.

Le 2. L'enfant mange un peu de potage.

Le 3. Diarrhée. Toujours grand calme. Pas de complication. Dicrotisme du pouls. Matin, T. 38°,6. Soir, T. 40°,2.

Le 5. Commencement de l'alimentation.

Les 6 et 7. La diarrhée diminue. Toujours des taches. La température s'abaisse, oscille autour de 39°.

Le 8. 1 selle normale.

Le 9. La température s'élève ce soir à 39°,4 sans cause appréciable. L'état général est toujours le même.

Le 11. L'amaigrissement est considérable. Calme absolu. Langue humide. Peu de météorisme. 2 selles encore liquides. Taches.

Pouls un peu irrégulier, mais assez fort. Bruits du cœur bien nets ; à la base et à la pointe on entend un léger souffle doux, qui s'entend également dans les vaisseaux du cou ; ce souffle ne peut être dû qu'à l'anémie : les irrégularités du pouls constatées à diverses reprises n'ont point été constantes.

Le 12. Encore un léger tympanisme abdominal. 1 selle liquide. Température oscillant au-dessous de 39°.

Les 13, 14 et 15. Même état, pas d'accident. L'enfant mange nviron 50 grammes de viande tous les jours.

A partir du 18, la température ne s'élève plus au-dessus de 38°, elle se maintient absolument normale. Tous les symptômes ont disparu graduellement : la diarrhée ne reparaît plus, l'enfant recouvre l'appétit, les taches rosées ont disparu, ainsi que le léger météorisme qui existait. L'enfant est gai, souriant et entre dès lors en pleine convalescence. Resté dans le service jusqu'au 4 mars, jour où il partait à la maison de convalescence de Laroche-Guyon, il reprenait un peu d'embonpoint, ses forces revenaient, et il nous quitta en parfait état.

Observation II (personnelle).

Fièvre typhoïde à rechute. Première phase à forme non caractérisée. Durée vingt-sept jours. Apyrexie pendant quatre jours. Deuxième phase (rechute), sans gravité ; durée dix-sept jours.

Louis (Gabriel), âgé de 12 ans 1/2, entre à l'hôpital, salle Saint-Joseph numéro 26 (service de M. le Dr Cadet de Gassicourt) le 16 septembre 1876.

Pas d'antécédents héréditaires. A six ans, l'enfant, qui n'avait point été vacciné, a eu la variole suivie de quelques abcès aux membres inférieurs.

Malade depuis 19 jours lors de son entrée à l'hôpital. Au début céphalalgie, courbature, fièvre, puis diarrhée persistante, affaissement. Un médecin consulté a prescrit un vomitif. Tels sont les renseignements fournis par la mère du malade.

Le 16 septembre, jour de son admission, on constate un peu d'abattement, un peu d'hébétude. La langue humide, rouge à la pointe et sur les bords, est recouverte à son centre par un enduit blanchâtre. Enduit pultacé des gencives. Ventre un peu ballonné, douloureux à la pression. 2 taches sur l'abdomen. Pouls régulier, assez fort, fréquent. Un peu de toux. Râles muqueux en petit nombre à la base des deux poumons. T. R. 39°,2.

Le 17, au matin. Décubitus latéral, face un peu animée, rouge. L'enfant répond très-bien aux questions qu'on lui fait. Ventre douloureux, un peu de météorisme, gargouillement à droite, 4 selles diarrhéiques depuis son entrée. Langue humide. Matin, T. R. 38°. Soir, T. R. 39°.

Traitement. Limonade purgative, julep extrait de quinquina 2 grammes.

Le 18. Amélioration notable. Ventre souple, quoique un peu ballonné, plus de taches rosées. Encore quelques râles sous-crépitants dans les deux poumons. Moins d'abattement. 3 selles diarrhéiques. Matin, T. R. 37°,6. Soir, T. R. 38°,4.

Du 19 au 23. La température oscille autour de 38°, dépassant toujours 38° le soir.

Le 24. La température reste normale le soir, la diarrhée a cessé, le malade est tout à fait bien, demande à se lever et on le lui accorde. On commence à lui donner un peu de viande.

Du 24 au 28. L'enfant resta levé la plus grande partie de la journée, sans sortir toutefois de la salle. Il ne lui restait qu'un peu de faiblesse caractérisée par un sentiment de lassitude lorsque le soir arrivait, et par quelques étourdissements passagers. L'appétit était bon, les selles étaient normales, le ventre n'était plus douloureux.

Le 27. Dans la soirée, sans qu'il se fût fatigué plus que les jours précédents, le malade se coucha avec un sentiment de lassitude très-marqué, et il eut une légère épistaxis.

Le lendemain, 28, malaise très-réel, vertiges, céphalalgie, impossibilité de se tenir debout, visage rouge, pouls fréquent, langue humide, ventre ballonné, douloureux à la pression, gargouillement dans la fosse iliaque droite, 2 selles diarrhéiques dans la journée, coliques très-intenses, soif vive, décubitus dorsal, très-léger abattement, un peu de somnolence. Le soir, T. R. 40°,4.

4 octobre. Depuis le 28 septembre, la maladie s'est développée sans incident avec tous les caractères d'une fièvre typhoïde bénigne, quoique le thermomètre se soit maintenu à un degré très-élevé. Ainsi la température, qui était à 40°,4 le soir du deuxième jour de la rechute, s'est maintenue entre 40° et 41° avec de faibles oscillations pendant trois jours. A partir du 1er octobre, cinquième jour de la réversion, les oscillations sont devenues plus

larges. Aux chiffres de 39°,5, 39°,4, 39°,2, températures du matin, correspondaient le soir les chiffres de 41°, 40°,5, 40°,9.

Les taches rosées lenticulaires ont été constatées le 2 octobre, sixième jour de la réversion. Aujourd'hui, 4 octobre, les taches sont très-nombreuses, disséminées sur le ventre et les cuisses. Du reste, l'état général n'offre rien d'alarmant ; l'enfant est calme, la langue est humide, le ventre est légèrement ballonné, sans gargouillement, 3 selles liquides, pouls régulier, assez fort, 100. Rien au cœur. Symptômes pulmonaires presque nuls. Limonade magnésienne.

Le 5. Grand calme, langue un peu collante, léger météorisme, 3 selles diarrhéiques, taches très-nombreuses, pouls régulier, non dicrote, 100.

Le 6. Calme, face colorée, ventre assez souple, 2 selles copieuses, toux, quelques rhonchus sibilants à gauche et en arrière. (Julep diacodé.) Pouls plein, un peu dicrote, 104.

Le 7. Même état. Les taches ont diminué de nombre ; on en trouve encore deux sur la cuisse gauche et une sur le ventre. Le pouls est régulier, à 72. La température présente toujours de larges et régulières oscillations autour de 40°.

Le 8. Le calme continue. Langue humide, avec léger enduit saburral. Ventre souple, sans gargouillement ; les taches ont disparu. 2 selles liquides. Rien à l'auscultation du cœur ni des poumons. Extrait de quinquina.

Le 9. Très-bon état. 2 selles liquides. Nouvelle tache sur la cuisse gauche.

Le 10. Ventre dépressible. non douloureux. Encore trois selles liquides.

Depuis quatre jours, la température s'abaisse régulièrement avec de grandes oscillations diurnes. Elle est normale ; ce matin, 37°,4.

Le 12. 1 seule selle diarrhéiqu.

Le 13. Disparition de la tache constatée les jours précédents.

Le 14. La température est absolument normale, à 37° le matin et le soir. Une seule selle en vingt-quatre heures. On commence l'alimentation. 10 grammes de viande.

Le 16. Convalescence complète. 15 grammes de viande. Pas de signe d'altération cardiaque.

Le 17. L'alimentation est augmentée.

Le 30. L'enfant part en convaleseence à Laroche-Guyon. Il est considérablement amaigri, mais il ne présente aucun signe d'altération du muscle cardiaque. Le pouls est assez fort, régulier.

OBSERVATION III (personnelle).

Fièvre typhoïde à forme adynamique, de courte durée (quinze jours). Apyrexie complète pendant huit jours. Rechute brusque. Adynamie très-prononcée. Lipothymies répétées. Irrégularités du pouls. Durée de la rechute : huit jours. Convalescence longue.

Makepeace (Georges), âgé de 14 ans, est entré le 24 octobre 1876, dans le service à M. le Dr Cadet de Gassicourt, salle St-Joseph, n° 18 (hôpital Sainte-Eugénie).

Malade depuis 10 jours, il eut d'abord de la céphalalgie, des étourdissements, de la courbature et des épistaxis. Depuis 4 jours, fièvre très-intense, diarrhée très-abondante, douleurs abdominales ; deux purgatifs ont été administrés en ville. Le soir de son entrée à l'hôpital, le malade avait une température de 39°,8.

25 octobre. Grand calme, adynamie très-marquée, langue humide, blanche au centre, rouge à la pointe et aux bords. Ventre très-souple, gargouillement iliaque, quelques tâches rosées sur l'abdomen. Diarrhée. Toux légère, pas de râles dans la poitrine. Rate non limitable. Pouls très-lent, à 56°, très-irrégulier. La pointe du cœur bat dans le 5e espace intercostal; à l'auscultation, on constate un bruit de souffle systolique, vibrant à la pointe, rien à la base. (Traitement : Limonade vineuse. Extrait de quinquina, 4gr. Potion de Tood à 40 grammes). T. R. Matin, 37°,8. Soir, 40°,4.

Le 26. 3 selles diarrhéiques. Même état. T. R. Matin, 38°,4. Soir, 39°,4.

Le 27. T. R. Matin, 38°. Soir, 39° 8.

Le 28. Langue humide. Diarrhée modérée. Bon état général. T. Matin, 37° 6. Soir, 39° 2.

Le 29. T. Matin, 37°,4. Soir, 38°.

Le 30. Une seule selle liquide. Ventre souple. Taches persistantes, peu nombreuses. Pouls très-lent, à 48°, moins irrégulier que les jours précédents. Le souffle cardiaque constaté pendant les premiers jours a disparu. T. Matin, 37°,7. Soir, 37°,6.

Le 31. T. Matin, 37°,2. Soir, 37°,2.

1er novembre. On commence à alimenter le malade. (Viande, 25 grammes.) Il n'y a plus de diarrhée, l'état est excellent.

Depuis ce jour jusqu'au 6 novembre, la convalescence s'était franchement établie, le malade commençait à se lever quelque heures pendant la journée, l'appétit était revenu, et la faim n'était pas toujours apaisée par la nourriture peu abondante et réglée que l'on accordait au malade.

La température rectale prise matin et soir très-régulièrement, ne s'éleva jamais au-dessus de 37°,6, pendant tout ce laps de temps.

Au milieu de cette apyrexie si complète, l'enfant se sentit tout à coup mal à l'aise, dans l'après-midi du 6 novembre. Il n'avait commis aucune imprudence. Le soir même, on le trouve couché somnolent; le visage est rouge, la peau brûlante; le thermomètre s'élève à 40°.

Le 7. Nuit calme. Langue blanche. Ventre plat, non douloureux; pas de diarrhée. Pas de taches rosées. Le pouls est redevenu irrégulier (il avait cessé de l'être pendant la convalescence, depuis le début de l'apyrexie). Diète. T. Matin, 39°,6. Soir, 40°,7.

Le 8. Langue humide. Ventre légèrement tendu. Constipation, Pouls : 88. T. Matin, 40°. Soir, 40°,6.

Le 9. Grand calme, 3 selles liquides. Ventre non ballonné, mais un peu tendu. T. Matin, 40°. Soir, 40°,6.

Le malade a eu hier un vomissement. Cette nuit, au moment où il s'asseyait sur le vase, il fut pris d'une lipothymie. Le même accident s'est reproduit ce matin vers 5 heures, alors que l'enfant était assis sur son lit. Le souffle systolique de la pointe a reparu. Rate non limitable.

Le 10. Abattement, langue humide. Ventre souple. Réapparition de 4 ou 5 taches rosées. Pas de délire. Pouls irrégulier. T. Matin, 39°,8. Soir, 40°,3.

Le 11. Même état, 3 selles liquides. Taches. Pouls dicrote, intermittent. Rien dans la poitrine. T. Matin, 38°,8. Soir, 40°,2.

Le 12. Grand calme. Langue humide. Ventre souple. 2 selles liquides. Taches. Pouls irrégulier, intermittent. Souffle anémique dans les vaisseaux du cou. Ce matin, nouvelle lipothymie. Epistaxis. T. Matin, 38°,2. Soir, 40°.

Le 13. Excellent état. Pouls irrégulier, à 64. La température montre de larges oscillations. T. Matin, 38°,2. Soir, 39°,8.

Le 14. Langue humide. Ventre souple. 2 selles liquides. Plus de taches. Pouls très-lent, à 56, régulier. Maigreur considérable. T. Matin, 37°,4. Soir, 37°,8.

Le 15. Très-bon état. Ventre plat. Une seule selle diarrhéique.

Pouls lent, 56, irrégulier, dépressible. Pas de souffle au cœur. Souffle anémique dans les vaisseaux du cou. T. Matin, 37°,2. Soir, 38°.

Depuis ce jour, l'apyrexie a été complète ; jusqu'au 28 novembre, une légère diarrhée a été le seul symptôme observé. Progressivement, les irrégularités du pouls ont disparu, les forces sont revenues, l'appétit a augmenté; l'état d'adynamie profonde dans lequel était le malade s'est effacé ; cette convalescence n'a été troublée par aucun accident, mais elle s'est faite lentement et ce n'est que vers le milieu du mois de décembre, que l'enfant a quitté l'hôpital, pour aller à Laroche-Guyon.

Observation IV (personnelle).

Fièvre typhoïde adynamique. Hémorrhagie intestinale. Apyrexie pendant quinze jours. Rechute à forme adynamique très-accentuée. Anasrque. Pas d'albumine. Durée de la rechute, dix jours. Guérison.

Schneider (Charles), âgé de 8 ans, est entré le 28 octobre 1876, à l'hôpital Sainte-Eugénie, salle Saint-Joseph, n° 12. (Service de M. le Dr Cadet de Gassicourt).

Pas de renseignements sur les maladies antérieures, ni sur le début de la maladie actuelle.

Le 29 octobre, nous le trouvons dans l'état suivant : Grande agitation, délire d'actions et de paroles, face pâle. langue très-humide. Ventre ballonné, nombreuses taches rosées lenticulaires sur le ventre et derrière la poitrine. Une selle normale depuis son entrée. Rate non mesurable. Pouls petit, fréquent. Râles sibilants disséminés dans les deux poumons. Dose : musc, 0,50 centigr. T. R. Matin, 40°,5. Soir, 40°,6.

Le 30. Lèvres fuligineuses, langue humide. Ventre météorisé. Tàches nombreuses. Pouls non dicrote, à 160. Rien au cœur. Souffle anémique dans les vaisseaux du cou. Ronchus disséminés dans la poitrine. T. Matin, 40°,2. Soir. 40°,4.

Le 31. Même état, délire nocturne. Diarrhée. T. Matin, 40°. Soir, 40°,8.

1er novembre. Léger délire de paroles. Météorisme assez considérable. 3 selles diarrhéiques. T. Matin, 40°. Soir, 40°,7.

Le 2. Hier soir, l'enfant a eu une hémorrhagie intestinale très-abondante (un demi-pot de sang pur.) Nuit très-agitée, délire constant. Le matin, pâleur, bouffissure du visage, langue humide, lèvres fuligineuses. Narines pulvérulentes. Ventre très-ballonné, douloureux. Râles sibilants nombreux. Pouls serré, non dicrote. Pas d'albumine dans l'urine.

Prescription : Limonade sulfurique. Extrait de quinquina, 4 grammes. Eau-de-vie, 50 grammes. 3 lavements froids par jour. T. Matin, 39°,6. Soir, 39°,4. Bain à 25°.

Le 3. Il n'y a pas eu de nouvelle hémorrhagie intestinale. Une selle normale hier, une liquide ce matin. Pouls petit, régulier, à 140. Battements cardiaques faibles, sans souffle. Quelques râles sibilants dans la poitrine. Délire extrême. Le bain à 25°, mal supporté, n'a pas été renouvelé. T. Matin, 39°,2. Soir, 38°,2. Depuis l'hémorrhagie, la température s'est abaissée continuellement.

Le 4. Calme dans la journée d'hier, le soir, délire de paroles. Ce matin, abattement, face toujours bouffie, pas d'œdème ailleurs. Aucun nouveau symptôme, une selle normale. Bain tiède. T. Matin, 38°,8. Soir, 38°,6.

Le 5. T. Matin, 38°,8. Soir, 40°.

Le 6. Le délire a cessé, grand calme. Ventre peu ballonné, non douloureux. T. Matin, 39°. Soir, 38°,6.

Le 7. T. Matin, 38°. Soir, 38°,5. Amélioration.

Le 8. Hier, épistaxis légère. Sueurs abondantes. T. Matin, 36°,4. Soir, 37°,2.

Le 9. L'abaissement de la température correspond à une amélioration progressive. L'enfant toujours très-pâle, très-anémié, est cependant moins abattu, il est calme, le sommeil n'est pas agité. Une seule selle peu liquide tous les jours, T. Matin, 37°. Soir, 38°.

Le 10. Très-bon état. T. Matin, 37°. Soir, 36°,8.

A partir de ce jour, la température a continué d'être prise jusqu'au 19 novembre, se maintenant autour de 37°. La bouffissure de la face diminuait lentement, la pâleur persistait, l'enfant commençait à manger. Il n'y avait plus ni diarrhée, ni ballonnement du ventre, les tâches avaient disparu. En somme, la convalescence, quoique traînante, semblait franchement établie, quand le matin du 23 novembre, l'enfant se réveilla grognon, très-abattu. Aucun écart de régime, aucune imprudence n'avait été commise. On lu trouva la peau chaude, mais aucune complication ne fut constatée du côté des divers appareils. Pendant la journée, il fut triste, abattu, ne voulut pas manger.

Le 24. T. Matin, 40°. Soir, 40°,6. Nuit calme. Rien n'explique la réapparition de la fièvre.

Le 25. T. Matin, 39°,4. Soir, 39°,8. Grand abattement. Caractère grognon. Langue humide, sans enduit. Mais ventre très-ballonné. Taches naissantes sur le ventre. Pas de râles. Pouls régulier, large à 102.

Traitement. Extrait de quinquina. Poudre de Tood. Purgatif. Bouillon.

Le 26. Pas de garde-robe malgré la purgation. Météorisme considérable. Taches rosées nombreuses. Langue humide, pas de râles dans la poitrine. Pouls non dicrote. Grande adynamie. T. Matin, 39°,2. Soir, 39°,4.

Le 27. Pas de vomissement. Deux selles copieuses à la suite d'un lavement. Taches très-nombreuses. Pas de délire. T. Matin, 39°. Soir, 40°,6.

Le 28. Grand calme. Ventre tendu, douloureux. Taches très-nombreuses et très-larges. On constate la réapparition de la bouffissure à la face, et en même temps un œdème très-marqué des pieds, des cuisses et du scrotum. Urines non albumineuses. Pouls faible, dépressible, à 92. Tout le tronc est le siége d'une desquamation épidermique furfuracée. L'enfant est très-grognon, et demande à manger. T. Matin, 39° Soir, 39°,2.

Le 29. 2 selles liquides. Même état. T. Matin, 38°,7. Soir, 39°.

Le 30. Météorisme. 3 selles liquides. L'œdème des membres inférieurs, du scrotum, de la face augmente, pas d'ascite. Rien dans les plèvres. Calme. T. Matin, 36°,4. Soir, 37°,4.

1er décembre. Langue humide. Une seule selle non diarrhéique. Ventre très-ballonné. Taches toujours très-nombreuses. Rate volumineuse, accessible à la palpation au-dessous des fausses côtes. Pouls large et dépressible. T. Matin, 37°,8. Soir, 38°,2.

Le 2. Même état qu'hier. Œdème toujours très-considérable. (Lavements.) T. Matin, 37°. Soir, 36°,6.

Le 3. Pas de diarrhée. Ventre très-ballonné, météorisme très-considérable, tympanisme. Douleur à la pression dans les fosses iliaques. Les taches s'effacent. L'œdème augmente toujours, il envahit aujourd'hui les mollets, les cuisses, et un peu les parois abdominales. Pas d'ascite. Calme.

Prescription. Tisane d'anis, application d'électricité sur le ventre. T. Matin, 36°,8. Soir, 37°,4.

Le 4. Ventre moins tendu, moins douloureux. Taches nouvelles. Grand calme, pas de selles.

Prescription. Lavements froids. Sirop d'iodure de fer. Nouvelle application d'électricité sur le ventre. T. Matin, 37°,6. Soir, 37°,2.

Le 5. Cette nuit, l'enfant a eu une débacle considérable. Une grande quantité de matières dures et moulées ont été rendues. Œdème persistant. Ventre souple. On commence l'alimentation. T. Matin, 37°. Soir, 37°,2.

Le 6. Selles diarrhéiques nombreuses pendant la nuit. Ce matin nous trouvons l'œdème très-diminué. T. Matin, 37°. Soir, 37°,2.

Le 7. La diarrhée a cessé, l'œdème continue à diminuer. Il a disparu aux pieds, aux mollets, aux cuisses, à la verge, il ne persiste qu'au scrotum. Température normale.

Le 8. L'enfant mange de très-bon appétit; les selles sont normales. La bouffissure de la joue a disparu; l'amaigrissement est considérable. Pas d'albumine dans les urines.

Le 9. La paresse intestinale semble vouloir revenir; le ventre est ballonné, tendu, Un lavement froid provoque une selle copieuse, le météorisme disparaît.

Le 10. Il n'y a plus d'œdème nulle part. L'enfant est souriant, assis sur son lit.

Depuis ce jour, la convalescence n'a pas été interrompue. L'état d'adynamie dans lequel était l'enfant, disparaît progressivement; ses forces reviennent. Aujourd'hui il est encore dans la salle, mais se porte bien.

Observation V.

Fièvre typhoïde ataxo-adynamique. Durée vingt-cinq jours. Apyrexie pendant sept jours. Rechute à forme adynamique, durée seize jours. Anasarque, albuminurie passagère. Eschare superficielle au sacrum. Guérison.

Cadinot (Amand), âgé de 12 ans, entre à l'hôpital Sainte-Eugénie le 18 septembre 1876 dans le service de M. le Dr Cadet de Gassicourt.

Pas d'autre maladie antérieure que la rougeole à l'âge de 5 ans. Depuis huit jours, malaise, courbature, perte de l'appétit, céphalalgie, diarrhée; pas d'épistaxis ni de vomissement; alité depuis deux jours seulement.

19 septembre. Hébétude. Parole un peu brève. Langue tremblante. Les mains, les avant-bras et les extrémités inférieures même sont agitées de quelques mouvements. Quand l'enfant s'assied sur son lit, la tête lui tourne. Céphalalgie. Insomnie, pas de délire. Langue sèche au centre, couverte d'un léger enduit saburral sur les côtés. Ventre légèrement ballonné, un peu douloureux au niveau de la fosse iliaque droite. Pas de gargouillement. Deux taches rosées à la base de la poitrine. Une garde-robe liquide et involontaire depuis l'entrée. Toux assez fréquente. Quelques râles sibilants dans la poitrine. Pouls dicrote, 116. — Traitement : Limonade purgative. Limonade vineuse. Julep diacodé.

Le 20. Visage très-coloré, pas d'agitation ni délire, nuit calme, abattement moindre qu'hier, langue très-sèche, ventre peu météorisé. 2 selles liquides. Taches plus nombreuses (5). Rate mesure 5 centimètres. Rhonchus sibilants des 2 côtés de la poitrine, mouvements ataxiques des mains moins prononcés qu'hier ; nouveau purgatif.

Le 21. Rien de nouveau, si ce n'est le développement de sudamina au-dessus des deux clavicules. Taches plus nombreuses encore. Dicrotisme du pouls très-marqué. — Prescription : 2 bains à 25°.

Le 22. Les deux bains ont été donnés et supportés pendant un quart d'heure. Nuit calme. Langue moins sèche, un peu collante. Enduit pultacé des gencives. Peu de météorisme. 2 selles liquides. Râles sibilants moins nombreux. Le dicrotisme du pouls et les légers phénomènes ataxiques continuent. — Traitement : 2 bains. Extr. de quinquina.

Le 23. Après le bain du soir, la température est tombée hier à 37°,8 ; l'enfant grelotait et a eu quelque peine à se réchauffer. Ce matin la température n'est remontée qu'à 39°,8. Grand abattement. Langue très-sèche, un peu noirâtre. Ventre assez souple. 2 selles liquides. Taches. Quelques râles sibilants peu abondants. Pouls dicrote. Mouvements ataxiques moindres. — Traitement : encore 2 bains.

Le 24. L'enfant a bien dormi. La température est tombée hier soir à 37°,5 après le second bain. Pâleur, abattement. Langue sèche, fuligineuse. Ventre plat et souple. 2 selles liquides. Taches. Les tremblements des mains ont disparu. 2 bains.

Le 25. Journée et nuit calmes. Grelotement pendant une demiheure après chaque bain. Râles un peu plus fins des deux côtés de la poitrine, plus nombreux à droite. 3 selles diarrhéiques. Suppression des bains.

Le 26. Langue moins sèche, moins fuligineuse. Météorisme. Diarrhée. Taches très-nombreuses. Pas de tremblements des exrémités.

Le 27. Température à 40°. Langue toujours sèche et noirâtre l'enfant dort toujours la bouche ouverte. Taches très-abondantes. 3 selles très-liquides. Rhonchus ronflants et sibilants dans les deux poumons. Dicrotisme du pouls.

Le 28. Calme persistant. La température s'abaisse au-dessous de 40°.

Le 29, 30 septembre et 1er octobre. Calme. Léger tympanisme. Diarrhée assez abondante. Toujours des taches. Bronchite. La température se maintient au-dessous de 40.

Le 2. Sécheresse de la langue un peu moindre. Météorisme notable.—Traitement : Limonade purgative.

Le 3. Hier soir, sans cause appréciable, la température est montée à 40°,6. Un peu d'agitation la nuit. 3 selles liquides. Ce matin, langue humide, température retombée à 36°,8. Taches peu nombreuses.

Le 4. La température s'est relevée hier soir à 38°,9 ; le ventre est un peu ballonné.

Le 5. La température s'abaisse ce matin à 37. Le pouls toujours dicrote n'est plus qu'à 66. Malgré cela, l'abattement est toujours très-grand, la langue est redevenue un peu sèche, la diarrhée persiste. Il faut agir avec beaucoup de précaution de crainte d'une rechute. Les taches s'effacent ; plusieurs ont disparu entièrement.

Le 6. Langue bonne, humide. Ventre à peine tendu. 2 taches seulement, dont une sur l'abdomen, l'autre sur la cuisse gauche. 1 seule selle diarrhéique. Temp. normale. On commence l'alimentation : œufs et jus de viande.

Le 7. Bon état. 1 selle demi-solide. Encore 1 tache.

Les 8 et 9. L'apyrexie est complète. La température depuis trois jours oscille autour de 37. Encore une ombre de tache.

Le 10. Les taches ont entièrement disparu. Plus de diarrhée.

Le 12. Dans l'après-midi, sans cause connue, ni écart de régime, ni refroidissement, l'enfant est repris d'une fièvre assez intense; face rouge, yeux injectés, agitation. T. 40,1.

Le 13. T. matin. 39°,8. P. 112. Calme pendant la journée, mais excitation le soir jusqu'à dix heures. Pas de diarrhée. T. soir, 40°,4. P. 112.

Le 14. Le météorisme reparaît ; pas encore de diarrhée; fièvre vive.

Le 15. Même état. 1 selle normale. — Traitement : Julep diacodé. Lavement purgatif.

Le 16. Hier soir l'enfant a eu une syncope de peu de durée pendant qu'on le transportait de son lit dans un autre. La nuit a été calme. Mais ce matin, la faiblesse est très-grande ; pas de symptômes ataxiques. Langue blanche, large, humide; léger météorisme. 1 selle demi-molle. Rate 5 cent. à la percussion. Rien à l'auscultation. Pas de toux. Pouls 100. Température très-élevée. (Traitement : Limonade purgative. Potion de Tood. Ext. de quinquina.) Pas de nouvelles taches.

Le 17. Journée et nuit calmes. 5 selles liquides à la suite du purgatif. Ce matin, langue un peu sèche, ventre souple, un peu de gargouillement. Une tache sur le ventre. Rien à l'auscultation.

Le 18. Calme, langue blanche, large, humide. Un peu de météorisme. 2 selles liquides.

Le 19. Langue sèche. Diarrhée persistante. Ventre ballonné. Peau sèche, rugueuse, chagrinée. Un peu de toux, mais l'auscultation ne fait entendre aucun râle dans la poitrine. La maigreur est extrême, l'affaiblissement considérable. Une eschare très peu étendue et très-superficielle est constatée au sacrum. — Matelas d'eau, Bain tiède. Extr. de quinquina.

Le 20. Même état. Les oscillations de la température commencent à être très-larges, elles varient de près de 2 degrés du matin au soir. 3 taches.

Le 21. Météorisme persistant. — Traitement : Limonade purgative. Toniques.

Le 23. A la suite du purgatif, le ballonnement a disparu, il est nul aujourd'hui. Diarrhée très-modérée. Toujours des taches. Les seules symptômes sérieux sont l'élévation de la température et la faiblesse extrême du malade.

Le 24. Même état. Encore 2 taches sur l'abdomen.

Le 28. Grande faiblesse. Amaigrissement considérable ; grandes oscillations diurnes de la température. Depuis trois jours, la température du matin n'atteint pas 37°. 1 seule selle diarrhéique.

Plus de taches. L'eschare constatée au sacrum n'a pas augmenté. Examen de la poitrine négatif.

Le 30 (19e jour de la rechute). Depuis trois jours, température normale, ne dépassant jamais 38° le soir. Selles normales. Ventre souple. Langue normale. Tout signe de maladie a disparu, sauf la faiblesse, et un état adynamique très-prononcé. On commence l'alimentation.

Le 31. Léger œdème des paupières. Nuage d'albumine dans l'urine.

1er novembre. L'œdème des paupières augmente. La face tout entière est bouffie. Il existe aussi un peu d'œdème au scrotum, à la partie interne des cuisses et aux malléoles. Albumine. Souffle doux, systolique à la base du cœur. Souffle anémique dans les vaisseaux du cou.

Le 2. Ni l'anasarque, ni la quantité d'albumine existant dans l'urine n'ont augmenté. La température est absolument normale. On continue l'alimentation azotée. Sirop d'iodure de fer et ext. de Quinquina.

Le 3. Tannin, 0,40 centig.

Le 8. L'anasarque a disparu; il n'y a plus trace d'albumine dans l'urine. On supprime le tannin.

Le 23. L'enfant quitte l'hôpital pour aller à l'asile de convalescence de Laroche-Guyon. Il est complètement guéri, et n'a présenté depuis le 8 novembre aucun symptôme particulier, sauf un peu de diarrhée le 16 novembre.

Observation VI.

Fièvre typhoïde adynamique. Apyrexie complète à partir du 24e jour, et durant quatre jours seulement. Rechute brusque, à forme adynamique, bénigne. Durée de la rechute : onze jours jusqu'à l'apyrexie définitive.

T... (Alexandrine), âgée de 10 ans, est entrée le 23 octobre 1876, à Sainte-Eugénie, salle Sainte-Mathilde, n° 8 (service de M. Bergeron).

Pas de maladie antérieure.

Le début de la maladie actuelle remonte à quinze jours : à ce moment, malaise général, inappétence. Le 15 octobre, l'enfant a été obligé de s'aliter; depuis lors, diarrhée, douleurs abdominales, toux, légère épistaxis le 19 octobre.

Etat le 23 octobre. — T. R. soir, 39°,6. P. 120. Grand affaiblissement ; léger délire de paroles ; plusieurs selles diarrhéiques volontaires. Ventre plat, douloureux à la pression dans la fosse iliaque droite. Gargouillement. Nausées. Plusieurs taches rosées. Langue saburrale, rouge à la pointe. Râles sous-crépitants et sibilants disséminés.

Le 24. Nuit calme, sans délire. Visage très-pâle, très-amaigri, regard fixe, sans expression. Décubitus dorsal. Voix basse, éteinte. Lèvres sèches, fuligineuses. Langue sèche, rôtie à son centre, poisseuse sur les côtés. Ventre plat, douloureux. Gargouillement iliaque ; taches rosées. Plusieurs selles liquides depuis l'entrée dont une un peu teintée de sang. Râles prédominants à gauche, mais à bulles plus larges. (Limonade vineuse. Potion cordiale) T. R. matin, 38°,6. Soir, 39°.

Le 25. Nuit calme. Même état. T. matin, 39°,6. Soir, 39°,4.

Le 26. Expression du visage complètement changée. Léger strabisme convergent de l'œil droit, l'enfant se plaint de voir trouble. Pas de céphalalgie. Pas de signe d'hémiplégie faciale. Langue collante, mais moins sèche. Ventre souple, indolore. Diarrhée persistante. Râles moins confluents à gauche. T. matin, 38°,6. Soir, 40°,2.

Le 27. Le léger strabisme constaté hier a disparu, ainsi que l'amblyopie. Langue sèche. Pas de selle depuis hier. T. matin, 39°. Soir, 39,8.

Le 28. T. matin, 38°. Soir, 39°,6.

Le 29. T. matin, 37°,6. Soir, 39.

Le 30. T. matin, 36°,8. Soir, 38°,4.

Le 31. T. matin. 36°,8. Soir, 38°,2.

Comme on le voit, la température s'est abaissée progressivement depuis quelques jours. Une amélioration progressive s'est également montrée. La diarrhée a disparu, le ventre est plat, indolore, l'abattement a disparu ; les signes thoraciques ont presque complètement disparu, il n'y a plus de taches. L'appétit renaît. — Bouillon, potages. Potion cordiale.

1er novembre. T. matin, 36°,8. Soir, 37°,6.

Le 2. T. matin, 37°. Soir, 37°,5.

Le 3. T. matin, 36°,8. Soir, 37°,8. Très-bon état.

Le 4. T. matin, 37°,6. Soir, 37°,8.

Le 5. Ce matin, on trouve l'enfant avec une fièvre intense, le visage animé. L'examen des divers organes ne permet de constater aucune complication. Nulle imprudence n'a été commise. T. matin, 40°,2. Soir, 40°,4. — Bain.

Le 6. T. matin, 39°,2. Soir, 40°,2. Ni diarrhée, ni complication thoracique. Malgré l'élévation de la température, l'enfant est calme, et ne souffre point. — Bain.

Le 7. T. matin, 38°,4. Soir, 40°,2. — Bain.

Le 8. T. matin, 40°,2. Soir, 40°,8. Réapparition de la diarrhée, ventre un peu ballonné, non douloureux. Pas de taches.

Le 9. T. matin, 40°,8. Soir, 40°,4. Insomnie, pas d'agitation, toux légère, diarrhée.

Le 10. T. matin, 41°,2. Soir, 40°,8. Quelques taches.

Le 11. T. matin, 40°,3. Soir, 40°,7. Râles sibilants disséminés peu nombreux. Ventre toujours un peu ballonné, et diarrhée persistante. Langue un peu sèche. Pas de phénomènes ataxiques, Calme.

Le 12. T. matin, 39°,4. Soir, 40°,8.

Le 13. T. matin, 40°,4. Soir, 39°,6. Même état.

Le 14. Température tombée le matin à 38°,4, remonte le soir à 40°,4. L'ensemble symptomatique d'une rechute est complet, mais les symptômes sont peu accusés. La diarrhée diminue.

Le 15. T. matin, 38°8. Soir, 36°,6. Aujourd'hui l'enfant est très-bien ; il demande à manger ; on le lui refuse ; grande maigreur.

Le 16. T. matin, 36°,8. Soir, 36°,6.

Le 17. T. matin, 37°,6. Soir, 37°,8. L'enfant est en très-bon état; depuis deux jours, la diarrhée a cessé ; la toux n'existe plus ; il n'y a plus de taches rosées. On commence à nourrir l'enfant qui a grand appétit; l'amaigrissement est extrême.

Le 18. T. matin, 37°. Soir, 37°,2. A partir de ce jour, la température cesse d'être prise; les jours suivants, l'amélioration se continue, l'enfant très-anémié, très-affaibli, reprend des forces ; l'appétit est intense; pas de diarrhée.

L'enfant sort guéri dans les premiers jours de décembre, sans avoir eu aucun accident pendant sa convalescence.

Observation VII.

Fièvre typhoïde commune, défervescence brusque au 15° jour. Apyrexie pendant neuf jours. Rechute à forme adynamique, durée : quinze jours.

Delal (Marie-Louise), âgée de 9 ans, entre le 14 décembre 1875 à l'hôpital Sainte-Eugénie, salle Sainte-Mathilde, service de M. le Dr Bergeron.

Malade depuis huit jours : au début, fièvre, céphalalgie, vomissements, toux assez fréquente, constipation.

14 décembre. Face vultueuse. Céphalalgie frontale assez intense, pas de bourdonnements d'oreille. Lèvres un peu fuligineuses. Langue couverte d'un enduit blanchâtre, épais, un peu rouge à la pointe. Anorexie, pas de nausées. Ventre un peu ballonné, indolore. Taches rosées. Gargouillement dans la fosse iliaque droite. Toux assez fréquente. Sibilance et piaulements disséminés dans la poitrine. T. 39°,6. P. 116.

Le 15. Pas de délire nocturne. Décubitus latéral et flexion des cuisses sur le bassin. Pommettes colorées. Céphalalgie frontale persistante. Même état de la langue et du ventre. (Tartre stibié, 0 gr. 05, sulfate de soude, 20 gr.). Temp. matin, 38°,8, Pouls, 120. T. soir, 39°,8.

Le 16. T. matin, 38°,2. Soir, 39°,4. P. 120.

Le 17. T. matin, 39°,1. Soir, 39°,3. Diarrhée.

Le 18. T. matin, 38°,6. Soir, 40.

Le 19. T. matin, 38°,8. Soir, 40.

Le 20. La température tombe brusquement à 37°,4 ce matin, pour remonter à 39°,6 le soir. Amélioration réelle. Moins d'abatment.

Le 21. T. matin, 36°,6. Soir, 37°,6.

A partir de ce jour, l'apyrexie reste complète jusqu'au 30 décembre. L'enfant semblait en pleine convalescence, tous les signes de la maladie s'étaient effacés, lersque le soir du 30 décembre l'enfant fut repris de fièvre, de malaise, d'inappétence, et la température remonta brusquement à 39°,6.

31 décembre. Langue blanche, sans enduit, très-peu humide. Ventre souple, indolore. Pas de gargouillement ; pas de diarrhée. Auscultation et percussion de la poitrine absolument négatives. T. matin, 39°,4. Soir, 39°,8.

1er janvier 1876. Nuit calmr; vomissement le matin; langue poisseuse, très-rouge à la pointe. Pouls à 129. Ventre plat, souple, indolore, sans gargouillement; respiration normale. Adynamie. (Pr : Diète. Infusion de 0,20 cent. de poudre de digitale.) T. matin, 38°,8. Soir. 40°,2.

Le 2. Langue très-rouge à la pointe, très-tremblante et recouverte d'un enduit épais. Ventre plat, indolore, avec gargouillement dans la fosse iliaque droite. 1 selle molle, hier soir. Rien dans les bronches, ni au cœur. T. matin, 38°,7. Soir, 40.

Le 3. Pouls à 116. Pas de délire, langue sèche, haleine un peu fétide. Ventre un peu ballonné, indolore, sans gargouillement. 1 selle non diarrhéique. T. matin, 38°,6. Soir, 39°,4.

Le 4. Céphalalgie. Langue et lèvres sèches, léger météorisme. Pas de selle depnis hier. Réapparition de trois ou quatre taches sur l'abdomen. Pouls à 104. (Huile de ricin, 15 gr. Limonade vin., bouillon.) T. matin, 38°,8. Soir, 39.

Le 5. Nuit calme. Langue pâteuse, rouge à la pointe, tremblottante. Ventre toujours souple, indolore, quoique un peu météorisé. Rien dans les bronches. T. matin, 37°,4. Soir, 38°,8.

Le 6. Même état, la température s'abaisse. T. matin, 37°,2. Le soir, sans cause appréciable, elle s'élève à 40°,2.

A partir du 7 janvier, la courbe thermométrique présente de grandes oscillations diurnes, caractérisées par le maintien de la température du soir, près de 39°, tandis que le minimum du matin descend progressivement à 37°,4, 37°, 36°,4, 36°,2.

A ces grandes oscillations en succèdent de moindres qui finissent par se maintenir entre 37° et 38°, à partir du 14 janvier.

En même temps, les symptômes deviennent plus rassurants, la sécheresse de la langue et des lèvres disparaît peu à peu, la diarrhée cesse, les quelques taches réapparues le 4 janvier (sixième jour de la rechute) s'effacent, l'appétit renaît, et enfin après une amélioration progressive, la convalescence s'établit définitivement le 14 janvier.

Le 24 janvior, il était assez fort pour quitter l'hôpital.

Observation VIII.

Fièvre typhoïde ataxo-adynamique, durée dix-neuf jours. Apyrexie pendant neuf jours. Rechute. Phénomènes ataxiques au début.

Girard (Albert), âgé de 13 ans, entre à Sainte-Eugénie, salle

Saint-Benjamin, n° 4 (service de M. le Dr Bergeron), le 31 janvier 1875.

Parents bien portants. A eu la rougeole et la coqueluche vers l'âge de 6 ans.

Malade depuis le 23 janvier : céphalalgie, inappétence. Le 25. l'enfant a été obligé de se mettre au lit, a commencé à avoir de la diarrhée. Pas d'épistaxis. A la suite d'un purgatif administré le 27, selles nombreuses jusqu'au 29; depuis ce jour, constipation, fièvre vive, surtout le soir. Toux. Céphalalgie persistante. Douleurs vagues dans tous les membres.

Etat actuel. — 31 janvier. T. R. 41°,6. P. 120. R. 42. Somnolence, décubitus dorsal, face rouge, yeux brillants. Langue brunâtre, sèche à la partie centrale, un peu rouge à la pointe et sur les bords. Ventre non ballonné, mais un peu tendu, très-douloureux dans les deux fosses iliaques. Pas de gargouillement. Taches rosées lenticulaires sur l'abdomen et la partie supérieure des cuisses. Peau sèche et brûlante. Respiration fréquente; râles sibilants disséminés dans la poitrine, mais plus nombreux à gauche qu'à droite.

Le 1er février. Matin, T. 40°. R. 54. P. 126. Calme très-grand pendant la nuit, un bain tiède a été donné hier soir. Un peu de surdité. Céphalalgie. Langue poisseuse, mais moins rôtie qu'hier soir. Ventre un peu déprimé vers les hypochondres, douloureux. Taches nombreuses. Hyperesthésie cutanée et musculaire. Pas de raideur dans le cou ni dans le tronc. Battements du cœur sourds, mais réguliers, sans bruit anormal. (Sulfate de soude, 20 gr. Tartre stibié, 0,05 centigr. 2 bains.) Soir, T. 40°,5.

2 février. Nuit calme. Langue plus humide. Contractions de l'orbiculaire des lèvres. Douleurs dans les deux fosses iliaques, surtout à droite. 2 selles liquides. Même hyperesthésie. (Camomille vineuse. Potion avec 20 centigr. de poudre de digitale. Bains.) Matin, T. 39°,1. Soir, T. 40°,2 1 heure après le bain; 41°,6 à 8 h. du soir. Agitation, délire; un 3e bain est donné.

Le 3. Dans la nuit, calme après le 3e bain. Ce matin, grand abattement. Langue sèche. Ventre plat, peu douloureux. 2 selles dont une provoquée par un lavement, l'autre involontaire. Battements du cœur toujours très-faibles et sourds. (Limonade vineuse. Vin de Bagnols; on supprime la digitale.) Matin, T. 39°,6. P. 120. Soir, T. 40°,8.

Le 4. Matin, T. 39°,9. P. 128. R. 66. Nuit calme. Respiration haletante. Mêmes signes du côté des poumons. Langue rôtie, ventre souple, presque indolore, sans gargouillement. L'hyperesthésie musculaire persiste. (Huile de ricin, 10 gr. Bains.) Soir, T. 40°,8 avant le 2e bain ; 39°,5 trois heures après.

Le 5. Nuit calme. Léger délire. Ce matin, l'aspect du malade est meilleur, la langue est humide, quoique un peu poisseuse encore. Les taches rosées commencent à s'effacer. 7 selles diarrhéiques dans la journée d'hier. Râles humides à la base du poumon gauche. Matin, T. 38°,8. P. 126. Pas de bains. Soir, T. 39°,2.

Le 6. Matin, T. 38°,6. P. 112. Soir, T. 40°,4. Nuit calme. — Limonade vineuse. Bouillons.

Le 7. Matin, T. 39°,3. P. 100. Soir, 39°,5.

Le 8. Matin, T. 38°,3. P. 96. Soir, 39°,3.

Le 9. Matin, T. 37°,4. Soir, T. 39°,4. Le malade avait pris pour la première fois un potage dans la journée.

Le 10. Matin, T. 37°,1. P. 100. Soir, T. 39°.

L'amélioration se continue. Le calme est complet, la langue très-humide, le ventre non douloureux, sans météorisme, ni gargouillement. Les taches ont disparu. Selles normales. La toux seule persiste sans être très-fréquente. Amaigrissement notable.

Le 11. Matin, T. 37°,3. P. 84. Soir, 38°.

Le 12. Matin, T. 37°,3. P. 104. Soir, T. 37°,5.

L'enfant est en pleine convalescence. La défervescence est achevée, la température arrivée à la normale. Très-bon état. Constipation depuis trois jours. On commence l'alimentation.

Les 14, 15, 16, 17, 18, 19 février. La température se maintient à la normale, ne dépassant guère 37°.

Le 20. En pleine convalescence, l'enfant a été pris hier soir de fièvre et de malaise. Aucun écart de régime n'avait été commis; l'enfant qui commençait à se lever depuis deux jours n'avait pas quitté la salle et ne s'était exposé à aucune cause de refroidissement.

Ce matin, la température s'élève à 39°,2. Le pouls est à 128. Ce qui frappe tout d'abord, quand on l'examine, c'est l'aspect de son visage. Le regard est fixe, hébêté; la tête est un peu tremblante. La toux, qui n'avait jamais disparu entièrement, est un peu plus fréquente depuis hier : cependant à l'auscultation on ne trouve que quelques râles sibilants aux deux bases, râles qu existent, du reste, depuis longtemps. La percussion ne permet de constater qu'une très-légère diminution du son à la base droite, en arrière. Pas de point de côté. Langue blanche, humide, pas de vomissement ni de nausée; selles normales. Le ventre ne présente rien de particulier. Rien au cœur. Pas de rougeur du pharynx; pas d'éruption sur le corps, pas de larmoiement ni d'éternuement. Soir, T. 38°,4.

Le 21. Pas de céphalalgie. Langue blanche, sans enduit. Ventre un peu rétracté, douloureux dans le flanc gauche où l'on trouve à la palpation des matières fécales ovillées. Quelques coliques.

Le fait le plus remarquable que l'on observe chez cet enfant est une sorte de jactitation caractérisée par un tremblement de la tête et quelques mouvements des membres supérieurs qui donnent l'idée de l'ébauche d'une chorée. L'enfant a de la peine à tenir son verre, surtout de la main droite, et l'effort qu'il fait exagère le tremblement de la tête et les mouvements des membres supérieurs.

La force au dynamomètre est de 3 kilog. pour la main droite, de 2 k. 500 pour la main gauche. Cette insuffisance dans la pression n'est sans doute qu'apparente, et tient probablement à ce que l'enfant saisit mal l'instrument, car lorsqu'on lui dit de vous serrer les doigts, il le fait assez vigoureusement. Les membres, très-peu volumineux, amaigris, semblent atrophiés. On ne constate nulle part de contracture; pas de douleur le long du rachis. L'enfant étant mis debout, ses membres inférieurs très-faibles, fléchissent, et leurs mouvements sont aussi mal coordonnés. (Traitement : Huile de riciu, 15 gr.) T. Matin, 39°,7. Soir, T. 39°.

Le 22. T. Matin, 38°,8. Soir, T. 39°,8.

Le 23. Les phénomènes ataxiques notés le 21 sont moins accusés. Le tremblement de la tête, les mouvements des membres ont diminué. Néanmoins, la température oscille autour de 39. Notons que le 20 et le 21, la température a été moins élevée le soir que le matin. Mais le 22 et aujourd'hui, la température atteint son maximum dans la soirée. Matin, T. 39. Soir, T. 39°,5.

L'établissement de ces oscillations régulières donne l'idée d'une rechute. Râles disséminés dans les deux poumons, plus nombreux à la base droite. Rien au cœur. Pas de météorisme. Diarrhée persistante depuis l'administration du purgatif. Langue poisseuse. Haleine fétide. Peau sèche. Pas de taches rosées. — Prescription : Limonade vineuse.

Le 24. Matin, T. 38°,8. P. 105, dicrote. Etat général assez bon.

Les phénomènes ataxiques n'ont pas augmenté; l'aspect du visage est moins étrange. Une selle hier, non diarrhéique. Soir, T. 40°,5.

Le 25. Matin, T. 39°,3. P. 116. Langue poisseuse. Ventre plat, non douloureux. Pas de selle depuis hier. Soir. T. 41,3. Sans agitation ni délire.

Le 26. Un bain a été donné hier soir. Ce matin la température est tombée à 38°. Constipation depuis deux jours. Ventre plat, indolore. On note pour la première fois la réapparition des taches rosées lenticulaires. Il en existe 4 ou 5 sur la poitrine et l'abdomen. Pas de délire. Grand calme. L'aspect étrange qu'avait le malade a disparu. (Prescription : Sulfate de soude, 20 gr.) Soir, T. 39°.

Le 27. Matin, T, 37°,6. Soir, 38°,5. Plusieurs selles diarrhéiques à la suite du purgatif.

Le 28. Matin, T. 36°,8. Soir, 37°,4.

1er mars. L'apyrexie est complète, depuis hier. Très-bon état. Le tremblement de la tête et les mouvements ataxiques des membres ont totalement disparu ; la marche autrefois impossible sans appui, est aujourd'hui assez facile. Pas de diarrhée. Selles normales. Toux moins fréquente. Très-peu de râles dans la poitrine. Rien au cœur. Il ne reste qu'une faiblesse assez grande et une maigreur considérable. Plus de tache appréciable. Matin, T. 37°. Le soir, la température s'élève à 40° sans cause appréciable.

2 mars. Apyrexie ce matin. 0,50 centigr. de sulfate de quinine sont prescrits en prévision d'une nouvelle poussée fébrile vespérine. Le soir la température se maintient à la normale, et à partir de ce jour, la convalescence se maintient sans aucun accident. Le malade sort de l'hôpital, le 15 mars; soumis à une alimentation graduée, ses forces sont revenues, sa maigreur est moindre.

Observation IX.

Fièvre typhoïde assez grave. Apyrexie pendant douze jours. Rechute à début brusque, durée : dix-huit jours. Convalescence très-longue.

Kreitz (Jean), âgé de 12 ans, entre à Sainte-Eugénie, salle Saint-Benjamin, n° 8 (service de M. le Dr Bergeron), le 12 avril 1876.

Père et mère bien portants ; bonne santé antérieure, aucun antécédent pathologique. Habite Paris depuis neuf mois.

Le début de la maladie actuelle remonte à la nuit du 6 au 7 avril. L'enfant a eu plusieurs frissons et plusieurs vomissements dans les journées du 7 et du 8. A la suite d'un purgatif prescrit le 9, la diarrhée a persisté ; délire nocturne.

Etat le 12 avril. — T. R. du soir 39°,2. P. 114. R. 36. Aspect typhique ; langue saburrale, un peu rouge à la pointe. Ventre non ballonné, indolore à la pression. Pas de taches rosées lenticulaires. Rien au cœur ; râles secs, sibilants et ronflants, disséminés des deux côtés de la poitrine ; quelques râles sous-crépitants aux deux bases.

Le 13. Délire de paroles pendant la nuit, décubitus dorsal, sourcils froncés. Langue sèche, parcheminée ; météorisme et tension de l'abdomen. Pas de gargouillement, pas de selles depuis l'entrée. Eruption discrète de taches rosées. Battements du cœur sourds, mais bruits normaux.

Pas d'augmentation de volume de la rate, ni du foie. Sibilance, piaulements, râles sous-crépitants dans toute la poitrine. Matin, T. R. 40°,2. Soir, 40°4. — Sulfate de soude, 30 grammes ; tartre stibié, 0,075 milligr.

Le 14. L'éméto-cathartique a amené plusieurs vomissements et plusieurs selles, mais n'a pas abaissé la température ; délire ; hébétude plus accentuée qu'hier. P. 112, dicrote. Langue sèche ; météorisme considérable, pas de gargouillement dans les fosses iliaques ; 4 ou 5 selles liquides, dont 2 involontaires pendant la nuit ; mêmes symptômes thoraciques. (Camomille vineuse ; citrate de magnésie, 30 gr.) Matin, T. 40°. Soir, 40°,5.

Le 15. Délire nocturne ; même état. (Bagnols, extrait de quinquina, 3 grammes ; bains.) Matin, T. 39°,8. Soir, 40°,4. P. 108.

Le 16. Nuit plus calme ; langue toujours sèche ; ventre moins tendu, pas de gargouillement. Plusieurs selles, toutes volontaires ; râles muqueux plus abondants. Matin, P. 120. T. 40°,4. Soir, T. 40°,9. — Bain ; extrait de quinquina.

Le 17. Encore du délire pendant la nuit. Langue un peu moins parcheminée, un peu humide sur les bords ; météorisme persistant ; douleur à la pression dans la fosse iliaque droite. 2 selles lipuides à la suite d'un lavement. Matin, P. 120. T. 40°. Soir, T. 40°,4. — Prescription : Citrate de magnésie, 15 grammes, camomille vineuse.

Le 18. Délire un peu moindre ; rougeur des pommettes ; dyspnée et respiration à type expiratoire; les râles ne sont cependant point plus nombreux que les jours précédents, mais le tympanisme abdominal très-considérable suffit pour expliquer la dyspnée. — Compresses d'eau froide sur le ventre. Matin, P. 112. T. 40°. Soir, T. 40°,2. — 2 bains dans la journée; lavement.

Le 19. Encore un peu de délire hier soir; meilleur aspect; l'œil est plus vif; langue toujours parcheminée, lisse; ventre moins tendu. 2 selles liquides. (Citrate de magnésie, 15 grammes; camomille vineuse.) Matin, P. 112, dicrote. T. 39°,5. Soir, T. 40°,6. 1 seul bain donné dans la soirée.

Le 20. Nuit plus calme, sans délire; dyspnée assez condidérable due au tympanisme, plutôt qu'à la congestion pulmonaire et à la bronchite, dont les signes n'ont pas augmenté. Encore quelques taches rosées sur l'abdomen. Pas de selles, malgré le purgatif. (Lavement de camomille matin et soir; vin de quinquina). Matin, T. 38°,8. Soir, 39°4.

Le 21. Changement absolu de physionomie. L'hébétude a disparu; le regard est animé, et cette amélioration coïncide avec un abaissement de la température et du pouls; la langue est très-humide, le ventre est moins météorisé; encore 3 selles liquides, mais volontaires. Matin, P. 84. L. 37°,8. — Traitement: Camomille vineuse, quinquina, bouillons.

Le soir. Sans aucune manifestation nouvelle, sans qu'on puisse soupçonner la moindre infraction au régime prescrit, la température s'élève à 40°.

Le 22. Température retombée à 37°,8 ce matin; langue humide, ventre souple; 2 selles diarrhéiques seulement. Soir, T. 39°.

Le 23. Matin, T. 37°,4. Soir, 39°,2.

Le 24. Matin, T. 37°,4. Soir, 38°,4.

Le 25. Matin, T. 37°. Soir, T. 37°,3. Amélioration progressive; défervescence régulière; langue très-humide. Pas de selle depuis hier; ventre tout à fait souple. Quelques râles sous-crépitants seulement aux deux bases.

Le 26. Constipation. (Prescription: huile de ricin, 10 gr.) Matin, T. 37°. Soir, 37°,2.

Le 27. Plusieurs selles à la suite du purgatif. L'enfant est en pleine convalescence. La courbe thermométrique se maintient au degré normal, oscillant entre 37 et 37°,5.

Du 27 avril au 5 mai, l'état de l'enfant resta excellent. Ni diarrhée, ni toux; l'appétit revenait progressivement et l'alimentation graduée accordée au malade était très-bien supportée. Les forces paraissaient revenir, quand tout à coup, dans la soirée du 5 mai, sans imprudence aucune, l'enfant fut pris d'un accès de fièvre très-intense. Le thermomètre mis dans le rectum s'éleva à 40°,4.

Pendant la nuit, les plaintes furent considérables et l'enfant eut plusieurs vomissements non point allimentaires, mais muqueux et bilieux.

Le 6, au matin. L'enfant est dans l'état de collapsus qui précède la nausée, mais sans pâleur du visage. La langue est pâteuse, colorée en jaune par la bile. Le ventre est souple, tout à fait plat, indolore; céphalalgie; respiration normale. P. à 172, misérable. (Prescription: Rhum, avec eau de Seltz; glace.) T. matin, 40°,4. Soir, 40,6.

Le 7. Malgré le traitement institué, les vomissements ont été incessants; l'enfant n'a pu ingérer la plus petite quantité de liquide sans la vomir aussitôt. Pas de selles. Agitation et plaintes continuelles pendant la nuit. Ce matin le visage est grimaçant, plus pâle qu'hier, les sourcils sont contractés. Pas de strabisme, pas de dilatation des pupilles. Affaissement profond, collapsus musculaire; langue humide, encore colorée par la bile; ventre plat, parfaitement souple, complètement indolore; respiration lente. Pouls à 108. Rien au cœur. A l'examen des poumons, on ne trouve qu'une légère diminution de la sonorité à la base gauche avec un peu de faiblesse de la respiration à ce niveau. Ni râles, ni souffle. (Traitement: Potion de Rivière, lavement purgatif.) Matin, T. 39°,2. Soir, 40°.

Le 8. Aussitôt après l'ingestion de la première dose de potion de Rivière, les vomissements se sont arrêtés, et depuis ce moment l'enfant n'a eu que quelques nausées. Céphalalgie, respiration lente, égale à 28; dont une suspirieuse; langue redevenue sèche; léger météorisme, gargouillement et douleur dans la fosse iliaque droite; 1 selle moulée avant le lavement, cinq ou six autres après, dont la première seule était solide, les autres diarrhéiques. Pas de taches rósées lenticulaires. La tache dite méningitique ne se produit pas. Percussion et auscultation du thorax négatives. L'intelligence reste assez nette. Matin, T. 39°,9. Soir, 41°. — Bouillons froids; lavement émollient.

Le 9. Les vomissements n'ont pas reparu. Le pouls est fréquent et dicrote. Délire des paroles pendant la nuit. Ce matin affaissement, soif vive; langue sèche, un peu rouge sur les bords. Ventre souple, bien que légèrement météorisé ; pas de selle ; quelques râles sibilants disséminés dans la poitrine, mais très-peu nombreux. (Citrate magnésie, 30 gr.) Matin, T. 39°,8. Soir, 40°,4. — Bain tiède.

Le 10. P. à 128, dicrote, sécheresse de la langue, météorisme, pas de gargouillement appréciable, 3 selles liquides involontaires, 2 taches rosées au niveau du pli de l'aine gauche. Matin, T. 39°,8. Soir, 40°,2. — Bain.

Le 11. Langue tout à fait rôtie. Pas de délire cette nuit ; dicrotisme persistant, mais moindre ; tympanisme, plusieurs selles liquides dont quelques-unes involontaires ; pommette droite très-injectée sans lésion pulmonaire correspondante. Matin, T. 40°. Soir, 40°,2.

Le 12. P. 112, toujours dicrote. Pas de délire ; le météorisme a diminué ; ventre non douloureux, sans gargouillement. Pas de selle depuis hier ; taches sur le ventre. La température s'abaisse 39°,4 le matin, 38°,6 le soir.

Le 13. Matin, T. 39°. Soir, 38°,8.

A partir du 14, la courbe thermométrique au lieu de continuer sa descente, au-dessous de 39°, se relève et jusqu'au 16 inclusivement, oscille autour de 39°,5.

A partir du 17, les oscillations diurnes deviennent plus larges, se maintenant d'abord de 38 à 40°, puis de 37°,5 à 39°,5, et enfin le 24 mai (dix-neuvième jour de la rechute), la température arrive à la normale, où elle se maintient dès lors jusqu'à la sortie du malade. Pendant toute cette période, l'amélioration commencée dès le 12 mai, se continua ; l'affaissement diminua, il n'y eut plus ni diarrhée, ni météorisme ; les symptômes thoraciques si peu accusés pendant cette rechute s'effacèrent complètement ; les taches rosées lenticulaires disparurent, et l'appétit commença à paraître.

Depuis le 24 mai, époque où la température se maintint à la normale, on commença à alimenter l'enfant et ses forces revinrent peu à peu. L'état d'anémie dans lequel cette longue maladie l'avait plongé, l'amaigrissement qui en était l'effet, obligèrent l'enfant à rester à l'hôpital jusqu'au 18 juin ; mais lorsqu'il sortit ce jour-là, il était complètement retabli.

Observation X.

Fièvre typhoïde ataxo-adynamique. Durée : vingt-cinq jours. Apyrexie et convalescence pendant dix jours. Rechute à début brusque et à forme adynamique. Réapparition de taches le 6e jour. Durée de la rechute : douze jours. Guérison.

Chavanne (Auguste), âgé de 11 ans 1/2, entre à Sainte-Eugénie, salle Saint-Joseph, n° 20 (service de M. le Dr Bergeron), le 27 octobre 1863.

Renseignements fournis par l'enfant : Il y a trois semaines, il aurait été malade pendant dix jours à la suite d'un refroidissement : céphalalgie, courbature, douleurs lombaires, un peu de délire, mais pas de diarrhée. Il était guéri de cette indisposition depuis huit jours, lorsque le 23 octobre, débuta la maladie actuelle ; frisson initial, sueurs abondantes et continuelles, rêvasseries la nuit malaise général, courbature, maux de reins, pas de céphalalgie, pas d'épistaxis, pas de diarrhée ; hier un vomissement.

Etat actuel. — 27 octobre. Enfant d'une constitution moyenne. Aspect assez éveillé, pas de somnolence ; langue blanchâtre, non collante, fétidité de l'haleine. Pas de météorisme, ventre souple, sans gargouillement, mais douloureux à la pression dans la fosse iliaque droite. Pas de selle ; toux rare ; rien à l'auscultation des poumons. Pouls à 120, rien au cœur : sueurs abondantes.

28 octobre. P. 116. Même état, pas de selle. — Traitement : Poudre d'ipéca 0 gr. 50 centig. ; tartre stibié 0 gr. 05 centigr.

Le 29. Œil éteint, physionomie sans expression, peau très-chaude, sèche, un peu sudorale aux mains seulement. Rêvasseries la nuit, pas de céphalalgie ; langue sèche, saburrale, haleine fétide ; ventre souple, gargouillement dans la fosse iliaqne droite, douleur au même point ; deux taches rosées sur le ventre. Respiration obscure des deux cotés, avec quelques rhonchus profonds. 5 selles liquides. Pouls à 116. — Traitement : Bain et affusions froides.

Le 30. Sommeil incomplet, délire ; ce matin somnolence, assoupissement, soubresauts des tendons. Peau sèche, chaleur âcre. Langue absolument sèche, rôtie ; léger météorisme, gargouillement ; 2 selles liquides hier. P. à 124. Respiration obscure, quelques râles muqueux aux deux bases. — Traitement: Bain, affusions froides; huile de ricin, 10 gr. ; musc, 0,50 centigr.

Le 31. P. 116. Somnolence, narines pulvérulentes, lèvres et gencives fuligineuses ; langue rôtie ; même état du ventre. Subdélirium la nuit; râles sibilants dans la poitrine. Respiration à 36. — Traitement: Musc 0 gr. 50; extrait de quinquina, 2 gr.; bain.

1er novembre. P. 128. Chaleur âcre, pommette gauche colorée, râles sous-crépitants aux deux bases ; 3 selles liquides. — Traitement: Huile de ricin, 15 gr.; musc; sinapisme sur la poitrine.

Le 2. Encore du délire. Pouls à 116. Langue plus humide, rose. 4 selles diarrhéiques ; ventre assez souple, indolore; sibilance des deux côtés, taches. — Bain ; musc, 0,75 centigr.

Le 3. P. 128. Peau moins chaude qu'hier. Persistance du délire nocturne. Ce matin, abattement, salive plus visqueuse qu'hier; gargouillement dans la fosse iliaque droite. 1 selle molle plutôt que liquide ; toux fréquente.

Le 4. Délire. P. 112. Peau chaude ; épistaxis abondante. Langue sèche, lèvres fuligineuses. 2 selles liquides involontaires. Léger météorisme ; râles sibilants; plusieurs taches rosées. — Traitement: Bain, affusions froides; huile de ricin, 25 gr. ; musc, 1 gramme ; bouillon.

Le 5. P. 120. Langue sale, météorisme plus considérable. 3 selles liquides ; toux fréquente; même état de la poitrine; respiration courte; râte non mesurable.

Le 6. Pas de délire et moins d'agitation cette nuit. Pouls 100, petit. Langue un peu plus humide, même état du ventre. 2 selles liquides. Enduit pultacé des gencives. Râles plus abondants à droite. — Musc, 1 gr., extrait de quinquina.

Le 7. Hier, journée assez bonne, pas de délire cette nuit. Ce matin, abattement, peau chaude. P. 120, très-petit; langue sèche, rôtie; léger météorisme. 4 selles liquides; toux persistante; voix très-cassée. Oreille dure. — Traitement: Bain, affusions froides, lavement émollient, musc, 0,50; potages.

Le 8. Nuit calme, sans délire. P. 116. Langue moins rôtie. Diarrhée.

Le 9. P. 116. Journée et nuit calmes; selles fréquentes, liquides, toujours involontaires. Râles sibilants et muqueux égaux des deux côtes. — Extrait de quinquina. Eau de riz vineuse.

Le 10. Hier, bonne journée. Ce matin, amélioration ; peau

moins chaude, œil plus animé, plus vif. La surdité est moindre; langue un peu humide; ventre plat, souple, indolore, sans gargouillement; selles toujours liquides. Toux fréquente; voix moins éteinte. P. 104. — Traitement: Décoction blanche; julep diacodé; 1/4 de lavement amidonné.

Le 11. Pouls à 116, petit; moins de diarrhée.

Le 12. P. 116. Langue humide; même état de la poitrine.

Le 13. P. 108. On constate pour la première fois une éruption de quelques pustules d'ecthyma dont une ulcérée à la fesse droite.

Le 14. Diarrhée persistante, 3 selles. Bruit de flot très-marqué. P. 112.

Le 15. P. 100. Amélioration; ventre souple, indolore. Langue humide, rose; selles moins liquides et moins nombreuses. Peau très-peu chaude.

Le 16. L'éruption d'ecthyma continue. Abcès à la fesse droite.

Le 17. L'enfant se sent mieux.

Le 18. L'abcès de la fesse s'est ouvert spontanément et donne issue à une sérosité purulente, roussâtre.

Le 19. A partir de ce jour l'enfant va de mieux en mieux; la diarrhée disparaît, le malade commence à manger, et aucun accident ne se manifeste pendant dix jours.

1er décembre. Hier, après la visite des parents, sans qu'aucune imprudence ait cependant été commise, l'enfant a été repris de fièvre et a eu trois vomissements. Nuit agitée, douleurs abdominales. Ce matin, pas de céphalalgie, inappétence; langue un peu blanche, sèche; léger météorisme, douleur dans la fosse iliaque droite. Peau fraîche. Pouls fréquent, 116. 2 selles liquides depuis hier. — Diète.

Le 2. P. 120. Peau très-chaude, sèche; langue sèche. Pas de selles; même état du ventre. — Bain.

Le 3. P. 112. Douleur abdominale moindre. Plusieurs selles; langue blanche, ventre un peu tendu. — Compresses émollientes sur le ventre. Potages.

Le 4. Pouls 128, petit, tremblotant. 2 selles liquides; météorisme, bruit de flot à droite. Lèvres sèches, dents fuligineuses. Langue un peu tremblante. Inappétence. Rien dans la poitrine.

Le 5. P. 120. selles involontaires, liquides; météorisme léger;

dents fuligineuses. L'enfant ne peut prendre que du bouillon froid, toute boisson tiède provoquant des nausées.

Le 6. P. 112. Quelques taches rosées apparaissent sur le côté droit du ventre. Nuit calme, la dureté de l'ouïe reparaît.

Le 7. Diarrhée. P. 104; peau chaude, sèche; nouvelles taches rosées. Râles muqueux et sibilants disséminés aux deux bases. Somnolence; ulcératiou aphtheuse à la base de la luette. — Eau vineuse, potages.

Le 8. Nuit et journée d'hier bonnes. 2 selles moins liquides. Peau très-chaude. Pouls 104. Langue poiseuse. Même état du ventre et des taches.

Le 9. L'enfant est plus éveillé, langue plus humide. P. 92. Peau sans chaleur. Ventre souple, indolore, sans gargouillement.

Le 10. P. 116. Taches persistantes.

Le 11. Amélioration; l'enfant est assis sur son lit. Peau très-fraîche. P. 112. Parole plus facile. Langue lisse, mais humide. Ventre indolore, un peu de gargouillement profond. 2 selles liquides, un petit abcès furonculeux au-dessous de l'épine iliaque antérieure et supérieure droite.

Le 12. Apyrexie. Langue normale. 2 selles non diarrhéiques.

Le 15. Les garde-robes reprennent de la consistance.

Le 18. L'enfant va bien.

4 janvier 1864. Part guéri par Laroche-Guyon.

Observation XI.

Fièvre typhoïde commune. Apyrexie pendant dix jours. Rechute bénigne, durée : quinze jours. Mammite double. Guérison.

La nommée Monsablon (Philomène), âgée de 23 ans, journalière, entre le 25 août 1876, salle Sainte-Geneviève, nº 12, à l'hôpital Saint-Antoine (service de M. le docteur Brouardel).

Cette femme habite Paris depuis 9 jours seulement. Très-bien portante en quittant son village, elle tomba malade le jour même de son arrivée à Paris.

Les symptômes éprouvés par la malade depuis le début ont été : céphalalgie, insomnie, rêves, cauchemars (ceux-ci ont disparu depuis 4 jours), bourdonnements d'oreille, sans surdité; épistaxis répétées depuis 3 jours, constipation, puis diarrhée.

Le 25 août, jour de l'entrée : langue rouge et sèche, inappétence la diarrhée qui s'est établie après l'administration de plusieurs purgatifs continue, 1 ou 2 selles par jour. Pas de ballonnement du ventre, mais douleurs très-vives à la pression dans la fosse iliaque droite. Taches rosées lenticulaires sur l'abdomen. Congestion pulmonaire intense. Fièvre vive.

26. Même état que la veille. T. A. matin, 39°8, soir, 39°,2.

27. Aspect typhique très-prononcé. Congestion pulmonaire intense. Température très-élevée. Pr. : Teinture de digitale, xxx gouttes. 30 ventouses sèches. T. A., matin, 40°, soir, 40°,2.

28. Plusieurs selles diarrhéiques. Langue toujours très-sèche. T. A., matin, 39°,8, soir, 39°,8.

29. Etat stationnaire. Taches rosées très-abondantes, très-larges, se détachant très-nettement sur le fond blanc de la peau. T., matin, 39°,8, soir, 40°.

30. Respiration plus libre que les jours précédents. Langue plus humide. Ni agitation, ni délire. T. matin, 39°,8, soir, 40°.

31. La respiration est plus libre; les râles sibilants et sous-crépitants sont moins nombreux, mais le murmure vésiculaire est un peu obscur aux deux bases, sueurs abondantes. T. matin, 39, soir, 39°,6.

1er septembre. T. matin, 38°,4, soir, 39°,4.

2. Amélioration notable ; la malade accuse elle-même une sensation de bien-être réel. T. matin 38° soir, 38°,4.

3. T. matin, 37°,6, mais le soir, la malade ayant reçu plusieurs visites pendant la journée et mangé une orange, la T. remonte à 39°,6.

4. T. matin, 37°,6, soir, 39°.

5. T. matin, 37°,4, soir, 38°,6. L'appétit revient, la malade commence à manger un peu de viande.

6. T. matin, 37°,2, soir, 38°,6.

7. T. matin, 37°, soir, 37°,6. L'amélioration continue, grand appétit. Développement de deux pustules d'ecthyma sur le nez.

Depuis ce jour jusqu'au 17, la température, prise matin et soir, s'est maintenue à la normale; l'état de la malade était très-bon, la diarrhée avait disparu, les forces se relevaient, mais le 17 août, la température qui le matin était à 37°,6, s'éleva le soir à 39°,2, *sans cause appréciable.*

Le 18. T. matin, 39°, soir, 40. A part l'élévation de la température et du pouls, aucun symptôme nouveau de fièvre typhoïde ne s'est encore manifesté.

Le 19. T. matin, 39°,8, soir, 40°. Pas de garde-robe. On supprime l'alimentation solide.

20. T. matin, 39°,4, soir, 40°.

21. T. matin, 40°, soir 39°,2. Le soir, on constate la réapparition de plusieurs taches rosées lenticulaires sur le devant du tronc. Pas de météorisme, constipation, léger abattement.

22. Température encore plus élevée, matin 40°, soir, 40°,8. Constipation. — On prescrit un verre d'eau de Sedlitz.

24. 3 selles diarrhéiques après le purgatif, léger météorisme, pas de râles dans la poitrine. T. matin, 40°,2, soir, 40°,6. On prescrit : teinture de digitale, xx gouttes.

24. T. matin, 40°, soir, 40°,4. Comme on le voit, la température reste très-élevée, mais les phénomènes morbides ne sont point inquiétants.

25. T. matin, 39°,4, soir, 40°. Une seule selle diarrhéique.

26. T. matin, 40°, soir, 40°,4.

27. T. matin, 39°,4, soir, 40°,2.

28. T. matin, 39°, soir, 40°.

29. T. matin, 38°,8, soir, 39°,2.

30. T. matin, 38°,2, soir, 39°.

1er octobre. T. matin, 37°,2, soir, 38°,4. Comme on le voit, depuis 7 jours, la température s'abaisse par échelons très-réguliers, tous les symptômes, du reste peu accusés, ont disparu ; les taches se sont effacées, l'amélioration est progressive.

Du 1er au 15 octobre, l'amélioration ne fit que se confirmer chaque jour. La température toujours normale le matin s'éleva 2 ou 3 fois un peu au-dessus de 38° le soir. Mais en somme la convalescence était complète, et la malade était absolument guérie de sa rechute.

A partir du 15, la courbe thermographique présenta de nouvelles ascensions, la malade eut plusieurs frissons, dont il fut impossible de reconnaître la cause pendant les deux premiers jours ; mais le 17, la malade accusa des douleurs dans le sein droit, et on constata l'existence d'une inflammation mammaire assez limitée.—Cataplasmes.

Le 28. Le sein gauche devient douloureux à son tour : on sent à son centre un noyau dur, de la grosseur d'une noix environ. La température continue d'osciller autour de 39°.

Le 30. La température redevient normale, l'inflammation des deux seins a diminué progressivement, et toute douleur a disparu. L'induration est en voie de régression.

Le 5 novembre. La malade quitte l'hôpital absolument guérie.

Résumé (Obs. Brouardel). Fièvre typhoïde commune. Période d'état jusqu'au 14e inclus. Période de déclin du 15e au 22e jour inclus. Convalescence pendant 10 jours. Rechute le soir du 11e jour, *brusque*. Période d'état pendant dix jours. Réapparition des taches le 5e jour de la rechute. Constipation pendant toute la durée. Pas de symptôme important. Période de déclin progressif durant cinq jours. Durée totale de la rechute : 15 jours.

Observation XII.

Fièvre typhoïde légère. Durée totale : treize jours. Apyrexie pendant seize jours. Rechute très-bénigne.

La nommée Marie-Louise François, âgée de 23 ans, confectionneuse, entre le 22 septembre 1876, à l'hôpital Saint-Antoine, salle Sainte-Geneviève, n° 9 (service de M. le docteur Brouardel).

Cette femme était très-bien portante lorsque le 17 septembre, en se levant, elle se sentit mal à l'aise. Depuis ce jour, elle a eu de la céphalalgie, de l'insomnie, des vertiges. Ses nuits sont agitées par des rêvasseries continuelles, elle a des tintements d'oreille, sans surdité. Pas d'épistaxis. Le facies est altéré. Langue blanche, humide, peu saburrale. Inappétence. Ventre non ballonné, indolore à la pression, mais avec gargouillement dans la fosse iliaque droite. Pas de diarrhée. Respiration un peu fréquente. Léger souffle systolique à la pointe. Pouls à 112. Pas de traitement antérieur. T. A., du soir, 39°,6.

23. T. A., matin, 38°,7, soir, 39°,2.

24. Apparition de quelques taches rosées très-peu nombreuses et très-petites. Pas de symptôme inquiétant. Température modérée. T. A., matin, 38°, soir, 39°.

25. T. matin, 38°,2, soir, 39°,4.

26. T. matin, 38°,2, soir, 38°,4.

27. T. matin, 38°, soir, 38°,6.

28. T. matin, 37°,2, soir, 38°,6.

29. T. matin, 37°,2, soir, 37°,8.

30. T. matin, 37°,6, soir, 38°.

1er octobre. T. matin, 37°,2, soir, 37°,5.

Comme on le voit, la température qui n'avait jamais été très-élevée est descendue progressivement à la normale du 25 au 29. Tous les symptômes ont été du reste très-atténués dans cette fièvre typhoïde. Depuis le 29 septembre jusqu au 14 octobre, c'est-à-dire pendant 16 jours, l'apyrexie s'est maintenue pleine et entière, le thermomètre s'est maintenu entre 37° et 38°, la maladie paraissait terminée, l'amélioration était considérable, la malade mangeait.

Le 14 octobre. T. matin, 37°,6, soir 38°,2.

Le 15. La malade se sent moins bien que les jours précédents, l'appétit disparaît, constipation. T. matin, 37°,4, soir, 38°,4.

Le 16. La température s'élève le matin à 40°,6, la malade accuse de vives douleurs dans le côté gauche de la poitrine, mais à l'auscultation on ne perçoit rien d'anormal. Constipation. (On prescrit un verre d'eau de Sedlitz. Le soir, T. 40°,2. La malade se sent un peu mieux que le matin, 2 selles.

Pendant 3 jours (17, 18, 19) la température oscille entre 38° et 39°. Pas de symptôme nouveau.

Le 20. T. matin, 39°,4, soir, 39°,8. Inappétence complète, céphalalgie, malaise, constipation.

Le 21. T. matin, 39°,2, soir, 40°.

Le 22. T. matin, 39°,8, soir, 40°6. Céphalalgie et constipation persistantes.

Le 23. T. matin 39°,4, soir, 40°,6. Un verre d'eau de Sedlitz.

Le 24. Apparition d'une tache rosée très-nette sur l'abdomen. Température toujours très-élevée. (Teinture de digitale, xx gouttes.) T. matin, 39°,3, soir, 40°.

Le 25, Plusieurs taches. T. matin, 39°,6, soir, 39°,4.

Le 26. Congestion pulmonaire, dont le peu d'intensité ne nécessite aucun traitement actif. T. matin, 39°,4, soir, 40°,4.

Le 27. Légère amélioration. La température s'abaisse. Matin, 39°,2, soir, 38°,2.

Le 28. T. matin, 37°,4. La malade demande à quitter l'hôpital, et malgré tous les conseils possibles, elle ne consent pas à rester. Elle sort accompagnée.

Observation XIII.

Fièvre typhoïde à forme adynamique, d'intensité moyenne. Durée: dix-sept jours. Apyrexie de trois jours. Rechute à forme non caractérisée, durée onze jours. Guérison rapide.

La nommée Rose Chevillé, âgée de 15 ans, blanchisseuse, est

admise le 14 juillet 1876, salle Sainte-Geneviève, n° 8, hôpital Saint-Antoine (service de M. le docteur Brouardel).

Habite Paris depuis 7 années ; pas de maladies antérieures. Réglée depuis 6 ou 7 mois seulement, n'a jamais eu de trouble menstruel.

Malade depuis 8 jours environ; au début, malaise, céphalalgie, perte de l'appétit. Cet état s'aggravant, elle prit un vomitif, qui n'amena aucune amélioration. Plusieurs épistaxis ces jours derniers.

Etat le 14 juillet. Prostration, vertiges, éblouissements lorsqu'elle est debout ou même assise sur son lit. Céphalalgie frontale, anorexie. Pas de diarrhée jusqu'à ce jour. Langue couverte d'un enduit blanchâtre, épais, rouge sur les bords; lèvres un peu sèches. Rachialgie cervicale. Ventre un peu ballonné, douloureux à la pression, ce qui empêche de rechercher s'il y a du gargouillement dans la fosse iliaque droite. Une douzaine de taches rosées lenticulaires sur l'abdomen. Quelques autres sur le thorax. Sonorité normale des deux côtés de la poitrine. Bruit respiratoire un peu faible aux deux bases avec quelques râles muqueux peu abondants. Dyspnée légère. Respiration un peu fréquente. Rien du côté du cœur. Pouls fréquent, à 120. Tache méningitique facilement produite sur le ventre et à la face. Foie et rate de volume normal. T. axillaire, 40°,2. — Eau de Sedlitz.

15. Stupeur très-considérable. Plusieurs selles diarrhéique. S. T. A., 39°,5 le matin, 40°,4 le soir.

16. Faiblesse extrême. La température se maintient très-élevée. (On prescrit un julep avec teinture de digitale, xx gouttes. Eau de Sedlitz.) T. A. matin, 39°,8, soir, 40°,2.

17. Météorisme très-considérable. Matin et soir : T. A. 40°,2.

18. La température s'abaisse à 38°,5 le matin, elle n'atteint le soir que 39°,4.

19. La température étant à 38° le matin, on supprime la teinture de digitale. Le soir, ascension à 40°.

20. T. A. matin, 37°,2, soir, 38°,2.

21. T. A. matin, 36°,2, soir, 38°.

22. T. A. matin, 36°,6, soir, 38°.

A partir du 23, la température tombée à la normale s'y maintient. La maladie a suivi une marche très-régulière; en même temps que la défervescence s'effectuait par larges oscillations, les symptômes, dont les principaux ont toujours été le météorisme et l'adynamie, se sont amendés. La malade se sent bien, et commence à manger un œuf.

Pendant 9 jours, la convalescence suivit un cours régulier, sans aucun accident, la malade mangeait et commençait à se lever, lorsque le 1er août, dans la journée, sans cause appréciable, la malade fut reprise d'une fièvre intense, et d'une grande agitation. La température s'élève dès le soir à 40°,5.

L'examen des divers organes ne permit de constater aucune lésion capable d'expliquer l'apparition de ces accidents fébriles. Le ventre était souple, non douloureux. Aucun signe de congestion pulmonaire ou de bronchite. Rien au cœur.

2 août. Nuit assez calme, mais fièvre persistante. La langue reprend son aspect typhique. Pas de symptômes prédominants.) Tr.: Diète (bouillon seulement). Limonade vineuse. Lavement émollient; 2 verres d'eau de Sedlitz. T. A. matin, 40°,5, soir, 40°,6.

3 août. Selles nombreuses et abondantes. Agitation le soir, mais pas de délire véritable, pas de phénomènes ataxiques. La température s'abaisse un peu. 39°,8 le matin, 39°,2 le soir.

4. Même état. T. A. matin, 39°,2, soir, 39°,8.

5. Réapparition de plusieurs taches rosées lenticulaires sur l'abdomen. Quelques râles dans la poitrine, un peu de diarrhée. Pouls dicrote. Pas de phénomène inquiétant. T. A. matin, 38°,4, soir, 40°.

6, 7 et 8. Les taches rosées sont très-abondantes. La température oscille autour de 39°. L'état général est très-bon. Très-peu de diarrhée.

9. La température tombe le matin à 37°,4, et à partir de ce jour jusqu'au 12 août, présente de très-grandes oscillations diurnes se maintenant à 37°,4 chaque matin ; elle s'élève chaque soir à 39° et 39°,2. La malade commence à manger. Elle ne se sent pas trop faible.

Du 12 au 16. Les larges oscillations de la température continuent, mais elles se font entre 36° et 38°. Tous les symptômes morbides disparaissent, la convalescence se dessine.

Dès le 16, la température se maintient à la normale, ne dépassan plus 37°.

Le 17, la malade se lève une partie de la journée, sans fatigue, sans malaise.

Le 28. Exeat pour le Vésinet. Guérison complète.

Observation XIV.

Fièvre typhoïde à forme thoracique. Durée : dix-neuf jours. Apyrexie et convalescence pendant huit jours. Rechute brusque, à forme thoracique. Réapparition des taches le 4e jour. Durée de la rechute, dix jours. Guérison.

Valérie Seguin, domestique, âgée de 20 ans, entre le 14 juillet 1876, salle Sainte-Geneviève, no 15, à l'hôpital Saint-Antoine (service de M. le Dr Brouardel).

Bonne santé habituelle. La menstruation établie depuis deux ans et demi a été irrégulière jusqu'à il y a quatre mois, elle est régulière depuis ce temps.

Habite Paris depuis deux mois seulement. Jamais de privations. Logement toujours salubre.

Le 9 juillet, début de la maladie actuelle par un malaise général, une céphalalgie frontale intense et une faiblesse telle que la malade ne pouvait se tenir debout. Cet état persistant, elle entre à l'hôpital le 14 juillet, avec les symptômes suivants :

Pas de stupeur, seulement un peu d'abattement; vertiges dans la station verticale ou assise. Pas d'épistaxis. Inappétence. Diarrhée depuis ce matin seulement. Céphalalgie frontale légère. Rachialgie. Langue un peu sèche, couverte d'un enduit saburral, rouge sur les bords.

Bouche pâteuse, mauvaise. Abdomen indolore, sans gargouillement. Pas de taches rosées lenticulaires. Sonorité de la poitrine normale partout, quelques râles sibilants disséminés. Foie de volume normal. Pouls plein, vibrant, à 100. Pas de sueurs abondantes. Tache dite méningitique facile à produire. T. A. soir, 39°.

Le 15. Rate volumineuse débordant un peu les fausses côtes. Constipation. (Eau de Sedlitz.) T. A. matin, 38°,2; soir, 40°,4.

Le 16. Abattement plus prononcé. Quelques selles diarrhéiques. Même état. T. matin, 38°,8; soir, 40°,2.

Le 17. T. matin, 39°,6; soir, 40°,4. Teinture digitale, 20 gouttes.

Le 18. Apparition des taches rosées lenticulaires. Dyspnée. Râles nombreux dans la poitrine. (Ventouses sèches.) T. matin, 39°,8; soir, 39°,6.

Le 19. T. matin, 40°,4; soir, 40°,8.

Le 20. T. matin, 38°,8; soir, 39°,2. Dirrhée légère.

Le 21. T. matin, 40°,6; soir, 40°,2. Même état.

Le 22. Dyspnée intense. Grande oppression, surtout le soir. Légère cyanose de la face. Râles très-nombreux. A la suite d'une application de ventouses sèches, dyspnée moindre. T. matin, 40° ; soir, 39°,4.

Le 23. Augmentation nouvelle de la dyspnée. Quinze ventouses sèches. T. matin, 40°; soir, 39°.

Le 24. Diarrhée plus abondante. (Suppression de la digitale, on maintient la malade assise sur son lit pendant deux heures.) T. matin, 39°,9; soir, 39°,6.

Le 25. Meilleur aspect. Diarrhée supprimée. Respiration plus libre. T. matin, 38°,4; soir, 37°,8.

Le 26. Plus de diarrhée, ni d'oppression; mais adynamie profonde, faiblesse extrême. (Bagnols, extr. de quinquina, 4 gr. Commencement d'alimentation, 2 œufs.) T. matin, 37°,8; soir, 38°,2.

Le 27. Amélioration. T. matin, 36°,4; soir, 38°,4.

Le 28. T. matin, 37° ; soir, 38°.

A partir de ce jour jusqu'au 5 août, c'est-à-dire pendant huit jours, établissement de la convalescence, apyrexie complète, température oscillant entre 37° et 38°, ne dépassant ce degré qu'une seule fois, le matin du 31 juillet, où elle atteint 39° sans cause appréciable. Tout allait bien, la malade mangeait deux portions, lorsque le 5 août, elle fut obligée de se coucher se sentant très-fatiguée. (Elle avait, pendant la journée, balayé la salle.) La température s'éleva le soir même à 39°,2.

Le 6 août. Fièvre assez vive, sans lésion pouvant l'expliquer. T. matin, 38°,8; soir, 39°,4.

Le 7. T. matin, 38°,4; soir, 39°,4. Légère courbature.

Le 8. T. matin, 38°,4; soir, 39°,6. Ni diarrhée, ni oppression. (Bouillon et potages.) Le soir on constate la réapparition des taches rosées sur l'abdomen.

Le 9. T. matin, 38°,2; soir, 39°,2. Pas de symptômes abdominaux, ni thoraciques.

Le 10. Augmentation du nombre des taches. Toujours pas de diarrhée. T. matin, 39°,4; soir, 39°,2.

Le 11. Réapparition des signes de congestion pulmonaire. Râles disséminés dans la poitrine. Gêne notable de la respiration. Après l'application de 20 ventouses sèches, la respiration devient plus libre. (Eau de Sedlitz, 1 verre.) T. matin, 39°,6; soir, 39°,2.

e 12. T. matin, 38°,2; soir, 38°,8. Une selle diarrhéique.

Le 13. T. matin, 37°,8; soir, 38°2. Augmentation de la congestion pulmonaire. Grande oppression. Soulagement marqué à la suite d'une application de 25 ventouses sèches. Pas de selle.

Le 14. Râles sibilants et sous-crépitants toujours très-nombreux. Gêne de la respiration. (Lavement purgatif. Sinapismes sur les jambes.) 2 selles diarrhéiques. T. matin, 37°; soir, 38°,2.

Le 15. Signes de congestion pulmonaire persistants. (Sinapismes sur les jambes.) Amélioration. T. matin, 37°; soir, 37°,6.

Le 17. T. matin, 37°; soir, 37°,8.

Dès lors, la convalescence s'établit. Le 20 la malade est assez forte pour se lever et manger un peu. Le 24, elle descend au jardin; et le 29 elle quitte l'hôpital, encore un peu affaiblie, mais guérie.

Observation XV.

Fièvre typhoïde à forme non caractérisée. Durée : trente-quatre jours. Apyrexie pendant treize jours. Rechute caractérisée seulement par l'état fébrile (courbe thermométrique caractéristique). Durée de cette rechute quatorze jours. Guérison assez rapide.

Le nommé Guérin (Léon), âgé de 29 ans, exerçant la profession de paveur, entre à l'hôpital Saint-Antoine, service de M. Brouardel, salle Saint-Augustin, n° 5, le 20 août 1876.

Cet homme se trouvait mal à l'aise depuis quelques jours déjà, lorsqu'il fut obligé de cesser tout travail et de se mettre au lit le 17 août. Depuis ce jour, céphalalgie, tintements dans les oreilles; insomnie, rêvasseries, vertiges. Pas d'épistaxis. Inappétence.

Le jour de son entrée, le 20 août, ces symptômes persistent. La langue est large, blanche, humide; le ventre est douloureux à la pression, sans météorisme. Pas de taches. T. Axillaire du soir, 39°,4.

Le 21 août. Matin, T. A., 39°,6. Même état que la veille. Il y a eu de la diarrhée pendant la nuit : jusque-là, il y avait eu constipation. On prescrit un vomitif (ipéca, 1 gr. 50, T. stibié, 0,05), qui amène des vomissements abondants; mais le soir la temp. au lieu de s'abaisser monte à 40°. Pas de signes de bronchite, ni de congestion pulmonaire. Rien au cœur.

Le 22. Le diagnostic de dothiénentérie posé la veille avec quelque réserve se confirme. Il y a eu de l'agitation pendant la nuit, la langue est plus sèche qu'hier, la diarrhée continue, et enfin on constate sur l'abdomen plusieurs taches rosées lenticulaires. T. matin, 40°,2; soir, 40°,6. On prescrit un julep avec teinture de digitale, 20 gouttes.

Le 23. Même état ; l'agitation seule a disparu. T. matin, 39°,8 ; soir, 40°. Réapparition d'un léger délire pendant la nuit.

Le 24. Râles sibilants dans la poitrine. Diarrhée, T. matin, 39°,4 ; soir, 40°.

Le 25. Langue très-sèche. Température un peu moins élevée. T. matin, 38°,6 ; soir, 39°,8.

Le 26. La diarrhée a cessé. T. matin, 39° ; soir, 39°,4.

Le 27. Amaigrissement rapide. Congestion pulmonaire intense. (Potion avec rhum, 40 gr. et extr. de quinquina, 2 gr. ; 30 ventouses sèches.) T. matin, 38°,7 ; soir, 39°,8.

Le 28. Diarrhée très-considérable, sécheresse de la langue et des lèvres qui sont couvertes de fuliginosités ; adynamie très-marquée (Lavement amidonné.) T. matin, 39°,9 ; soir, 40°.

Le 29. Diarrhée toujours aussi intense. (1 verre d'eau de Sedlitz.) T. matin, 39°,2 ; soir, 40°,2.

Le 30. Diarrhée moindre depuis hier. Langue plus humide, ventre plus souple. Adynamie toujours grande, mais le malade se sent mieux. T. matin, 39°,2 ; soir, 39°,2.

Le 31. T. matin, 38°,6 ; soir, 39°,2.

1er septembre. T. matin, 37°,8, soir, 39°,6.

Le 2. Amélioration ; la diarrhée a disparu, l'abattement est moindre. T. matin, 38°,2. Soir, 38°,6.

Le 3. La température s'abaissant, on supprime la teinture de digitale que le malade prenait depuis dix jours. Selles normales hier. T. matin, 38°,4 ; soir, 39°,6.

Le 4. La température s'élève un peu ; de 38°,8 le matin, elle s'élève le soir à 39°,9. L'état du malade ne semble cependant pas s'aggraver.

Le 5. Cette nuit, agitation. Ce matin, langue redevenue sèche. Sueurs abondantes. Pas de selles. La température du matin et du soir, 40°,3. — 2 verres d'eau de Sedlitz.

Le 6. Rien n'explique l'élévation de température notée hier. Les râles sibilants qui ont toujours existé dans la poitrine ne sont pas plus nombreux ; le météorisme est presque nul, 2 selles liquides à la suite du purgatif. T. matin, 38°,2 ; soir, 39°,8.

Du 7 au 13 septembre, la température continue d'osciller autour de 39°, sans qu'aucune complication survienne. La diarrhée ne continue pas ; l'affaiblissement diminue, le malade commence à demander à manger. A partir du 10 on lui accorde un œuf.

Du 13 au 19. La température descend par échelons pour arriver et se maintenir à la normale à partir du 20 septembre. Pendant ce temps, l'amélioration se confirme, l'adynamie disparaît par degrés.

Pendant 13 jours (du 19 septembre au 2 octobre), l'apyrexie fut complète; la T. continuée à être prise matin et soir, oscilla normalement autour de 37°, les symptômes de fièvre typhoïde avaient totalement disparu, le malade était en pleine convalescence lorsque l'on vit la température s'élever de nouveau, la courbe thermométrique reproduire très-exactement le tracé d'une fièvre typhoïde, avec période d'ascension, période d'état, période de déclin, et enfin descendre au degré normal, le 16 octobre (quatorzième jour de la rechute, soixante-deuxième jour environ de la maladie totale).

Pendant les quatorze jours que dura cette rechute, si nette au point de vue de la température, il n'y eut qu'un peu d'inappétence; mais les poumons restèrent libres, le météorisme et la diarrhée ne se montrèrent pas, il n'y eut point d'éruption nouvelle de taches rosées lenticulaires, pas de céphalalgie, pas de prostration, pas d'épistaxis; aucune complication ne put être découverte pour expliquer l'élévation de la température, ni otite, ni abcès, ni eschares.

L'état général ne subit aucune aggravation; à partir du 16 octobre, jour où l'apyrexie redevint complète, jusqu'au 28, jour de la sortie du malade de l'hôpital, les forces revinrent progressivement, la maigreur diminua, et le malade partit pour Vincennes complètement guéri.

Observation XVI (communiquée par M. le Dr Rendu).

Fièvre typhoïde à marche régulière. Rechute. Guérison.

Chenu (François), âgé de 24 ans, ébéniste, entre le 24 juin à l'hôpital Saint-Antoine, salle Saint-Lazare n° 28, dans le service de M. Guyot.

Bonne santé habituelle. Habite Paris depuis quatre ans. Depuis trois semaines, il se sent mal en train, éprouve de la lassitude, du malaise, de la pesanteur de tête. Inappétence absolue. Depuis dix jours, il est forcé d'arrêter son travail. La diarrhée n'est survenue que dans ces derniers jours.

A son arrivée le 24 juin, hébétude modérée, visage congestionné, pommettes rouges, vertiges quand il s'asseoit, somnolence, mais insomnie la nuit, pouls 96, mou et dicrote, température 40° environ, contractions fibrillaires très-développées, fatigue générale, légère céphalalgie, léger ballonnement du ventre, sensibilité modérée, gargouillement très-net, pas de diarrhée. Toute la surface du corps est couverte d'une éruption de taches rosées abondantes, rate assez volumineuse, indolente à la percussion, langue sèche, rouge à la pointe et sur le milieu, quelques râles peu abondants dans les deux poumons.

Traitement. Limonade vin ; julep avec 4 grammes d'extrait de quinquina.

25 juin. Même état. Matin, T. 39°,4. Soir, T. 40°,2.

Le 26. Peu de douleurs de la tête et du ventre. Il se plaint de sécheresse de la gorge et de la langue ; celle-ci est parcheminée, tremblottante. Pouls 100, dicrote. T. 39°,3. Soir, éruption toujours considérable. Pas de symptômes généraux. T. 40°,3.

Le 27. Fièvre tombée, pouls 80, T. 39°,1, sudamina abondants. Le malade est gai, diarrhée minime, 1 selle liquide par jour. Soir, langue devient plus humide, excellent état général, T. 39°,9.

Le 28. Continuation du mieux. Matin, T. 38°. Soir, T. 39°,6. A partir de ce moment, la convalescence s'établit. Le pouls reste encore assez vif pendant deux ou trois jours ; puis, le 2 juillet, il devient remarquablement lent. La température oscille entre 37°,5 et 38°,6. Les rémissions du soir sont très-marquées et l'écart est de cinq à six dixièmes de degré.

3 juillet. Le pouls et la température sont normales ; il n'y a plus de diarrhée. Sécheresse de la langue et mal de gorge. L'appétit renaît. Encore quelques taches rosées. Ventre souple, indolent, et état général excellent. Le malade a la permission de manger un œuf.

Le 8. Le malade est pesé et on trouve 96 livres ; il pesait 120 livres avant sa maladie.

Etat satisfaisant du 9 au 12.

Le 12. Il mange trois portions. Est-ce là la cause de la rechute, ou bien le malade a-t-il fait en cachette des imprudences ? toujours est-il que le 13 juillet il a eu du malaise et un mouvement fébrile très-marqué.

Le 14. Etat fébrile intense, 120 pulsations, courbature, inappétence, céphalalgie. Pas de diarrhée ni de vomissements. Rien à la poitrine. Pas de menaces de variole, le malade ayant été revacciné avec succès il y a un mois. On émet avec doute la possibilité d'une rechute. T. 40°,2.

Le 15. Matin, T. 39°,2. Soir, 100 pulsations, T. 40°. Quelques taches rosées nouvelles sur le ventre.

Les jours suivants, aggravation, nouvelle poussée de fièvre typhoïde, exanthème typhique abondant sur tout le corps.

Le 19. La fièvre commence à tomber. La température descend à 38°, le pouls à 80 pulsations. Le malade demande à manger; on lui refuse.

Le 21. Le malade est évidemment en voie d'amélioration; la fièvre baisse, mais l'éruption reste toujours aussi considérable, ce qui force à ne lui donner que des bouillons et du potage. Se trouvant mal soigné, Chenu demande sa sortie le même jour. Il veut partir malgré tout, mais ses voisins lui persuadent de rester. La convalescence est, cette fois, beaucoup plus longue à s'établir. Le 28 juillet, il y a encore des taches rosées et un mouvement fébrile marqué le soir. Cependant il commence à manger deux portions. L'amaigrissemeut est considérable.

1er août. Trois portions.

Le 12. Il peut être considéré comme guéri. Néanmoins, on le garde encore huit jours, et on l'envoie ensuite à Vincennes.

Observation XVII (communiquée par mon collègue et ami Cuffer).

Fièvre typhoïde à rechute.

Jeune femme entrée le 27 septembre à l'hôpital Necker (service de M. le docteur Potain). Fièvre typhoïde à forme adynamique, à marche régulière. Apyrexie complète à partir du vingtième jour de la maladie, et durant treize jours. Rechute brusque le 25 octobre (trente-troisième jour depuis le début de la maladie). Retour de tous les accidents typhoïdes. Pendant dix jours, la température se maintient autour de 40°, avec de courtes oscillations La défervescence se fait par oscillations descendantes régulières. Guérison assez rapide. Cette rechute a eu lieu sans cause appréciable, ni écart de régime, ni refroidissement, ni fatigue.

Observation XVIII (communiquée par M. Cuffer).

Fièvre typhoïde à rechute.

Marie C..., âgée de 18 ans, entre à l'hôpital Necker, salle Sainte-Anne, n° 24, le 11 septembre 1873, avec tous les signes d'une fièvre typhoïde à la période d'état. Il y a quinze jours au moins que la maladie a débuté. Bien qu'assez grave, elle évolue sans symptôme prédominant, d'une façon régulière.

16 septembre. En pleine période de décroissance, la courbe thermométrique s'élève le soir à 39°,8, sans cause connue, et redescend le lendemain à 37°. Elle se maintient à la normale à partir de ce jour.

Du 17 au 23 (six jours). Apyrexie et pleine convalescence.

Le 23. La température axillaire était à 38° ; le soir, elle s'élevait à 40° ; en même temps, malaise, inappétence, diarrhée, douleurs abdominales.

Le 24. Matin, T. 40°. Soir, T. 40°,8. Vomissements pendant la journée, 5 selles diarrhéiques, céphalalgie.

Le 25. Matin, T. 40°,6. Soir, T. 40°,8. Insomnie, toux, céphalalgie.

Le 26. Matin, T. 40°,3. Soir, T. 39°,2. Toux fréquente, pas de râles, insomnie, pas de stupeur, selles fréquentes, mais non liquides. Gargouillement obscur dans la fosse iliaque droite. Pas de nouvelles taches rosées.

Le 27. Ventre un peu douloureux, sans météorisme. Langue sèche. Pas de diarrhée. Eau de Sedlitz. Matin, T. 39°,8. Soir, T. 40°. Prostration.

Le 28. 5 selles liquides. Pas de nausée, ni de vomissement. Ventre souple. Quelques râles. Matin, T. 39°,4. Soir, T. 40°,2.

Le 29. Pouls à 104. Céphalalgie. Ventre légèrement douloureux, sans gargouillement. 4 selles en diarrhée hier. Nouvelles taches rosées. Matin, T. 38°. Soir, T. 39°,8.

Le 30. Sueurs abondantes. Matin, T. 38°,4. Soir, T. 39°,4.

1er octobre. Amélioration. Visage plus animé. Une seule selle. Taches. Matin, T. 37°,5. Soir, T. 39°,8.

Le 2. Pouls à 84. Matin, T. 36°,8. Soir, T. 38°,2. Ventre souple, non douloureux, plus de diarrhée. La toux a disparu, la malade demande à manger.

Le 3. Matin, T. 36°,8. Soir, T. 37°,4. A dater de ce jour, l'apyrexie se maintient définitivement, la convalescence s'établit franchement, n'est troublée par aucun accident, et la malade sort de l'hôpital au milieu du mois d'octobre, complètement guérie.

Observation XIX (communiquée par M. Cuffer).

Fièvre typhoïde à rechute, forme adynamique. Œdème des membres inférieurs. Guérison.

Desmurs, âgé de 29 ans, entre le 1er octobre 1875, salle Saint-Vincent, n° 3.

Malade depuis 8 jours : malaise, courbature, frissons, céphalalgie, douleurs dans les lombes. Vertiges. Insomnie. Epistaxis il y a deux jours. Etat au moment de l'entrée : Pouls 88, dicrote. T. A. 40°, facies typhique très-accusé, langue large, sale, rouge sur ses bords. Ventre ballonné, avec gargouillements. Douleur dans la fosse iliaque droite. Diarrhée. Rate non mesurable. Tâches rosées disséminées sur l'abdomen et la poitrine. Toux peu fréquente. Quelques râles dans la poitrine. Rien au cœur. Cette fièvre typhoïde évolua régulièrement avec une intensité moyenne, mais sa durée fut longue. La température axillaire qui s'était maintenue entre 39° et 40° (période d'état) jusqu'au 11 octobre (19e jour de la maladie), ne descendit que lentement, par oscillations souvent irrégulières. La période d'apyrexie complète ne commence que le 27 octobre (35e jour depuis le début.)

Les symptômes adynamiques, faiblesse, prostration, météorisme, avaient été les symptômes dominants pendant cette longue maladie. Toutefois, le malade entrait en convalescence pleine et entière, sans accident aucun, lorsque après 11 jours d'apyrexie absolue, le malade fut repris de fièvre, de diarrhée, de faiblesse. C'est le 7 novembre, dans la soirée, que ces symptômes se montrèrent. La température s'éleva aussi (39°,5).

Le 8. T. A. Matin, 39°,2. Soir, 40°,2.

Le 9. T. A. Matin, 40°. Soir, 40°,4. Le malade commence à tousser, il a craché un peu de sang, tombé sans doute des fosses nasales dans le pharynx. Quelques râles dans la poitrine. Diarrhée, météorisme. Prostration.

Les jours suivants, tous les symptômes d'une fièvre typhoïde se continuent ou réapparaissent. La température se maintient jusqu'au 12 novembre, autour de 40°. Les tâches sont constatées le 13.

Du 12 au 18, période de déclin caractérisée, non-seulement par les oscillations descendantes de la température, mais aussi par une amélioration progressive dans les symptômes. Toutefois l'adynamie est considérable, et le 16, on voit apparaître de l'œdème aux membres inférieurs. Les 17, 18, 19, l'œdème augmente. Pas d'albumine dans l'urine.

L'apyrexie est définitive à partir du 18 novembre (11e jour de la rechute). Sous l'influence d'un régime tonique, l'adynamie disparaît à son tour, et le malade, après une convalescence un peu longue, quitte l'hôpital, en très-bon état.

Observation XX.

Fièvre typhoïde adynamique. Durée de trente jours environ. Apyrexie pendant dix jours. Rechute à forme adynamique. Durée dix-sept jours. Guérison assez rapide.

La nommée M. Kœrber, âgée de 6 ans, entre le 5 août 1876, salle Sainte-Marguerite, n° 2 (service de M. le Dr Triboulet).

Cette enfant habite Paris depuis 1871. Depuis 15 jours, elle est malade, et a gardé le lit. La mère est atteinte, d'après les renseignements que l'on peut avoir, de la même maladie que sa fille.

Malgré plusieurs purgations (H. de ricin) administrées à l'enfant chez elle, la maladie a persisté; il y a eu de la somnolence, de l'abattement, du malaise, et enfin de la diarrhée depuis 8 jours environ.

Etat actuel (6 août). Cette enfant est grande, robuste, elle a le teint pâle et subictérique, décubitus latéral, facies abattu, torpide. L'ouïe et l'intelligence ne semblent pas touchées.

Peau très-chaude, T. R. 40°.

Pouls régulier, bien développé à 140. Enduit jaunâtre de la langue. Soif vive. Pas de vomissements. Plusieurs selles en diarrhée. Respiration calme, toux légère, un peu grasse. Râles sibilants disséminés des deux côtés de la poitrine.

Le soir, la fièvre est plus intense, T. R. 40°,6. Hyperesthésie très-marquée. Pas d'épistaxis.

Le 7. Langue recouverte d'un enduit blanchâtre. 6 selles diarrhéiques. Gargouillement dans la fosse iliaque droite. Pas de taches rosées. T. Matin et Soir, 40°,4.

Le 8. Pouls à 148. Langue sèche. Grand abattement. 3 selles diarrhéiques. Ventre très-douloureux. Râles sibilants et sous-crépitants disséminés. Pas de taches.

Le 9. Langue très-sèche. 4 selles involontaires. Ventre assez souple, moins douloureux qu'hier. Apparition de tâches rosées sur l'abdomen. Respiration presque normale, sauf quelques râles sibilants. Pouls à 136. Un peu d'excitation. T. du Soir, 39°,8.

Le 10, Ventre météorisé et douloureux. 5 ou 6 selles. Agitation continuelle. T. du Soir, 39°,8.

Le 11. Langue humide, 3 selles verdâtres. Pouls, 116. Rhonchus sibilants et bulleux. T. Soir, 39°,4.

Le 12. Amélioration. 1 seule selle presque solide. Ventre souple, indolent.

Du 12 au 22, la défervescence se fait progressivement, les symptômes s'amendent, l'appétit revient.

Du 23 août au 2 septembre, l'apyrexie est complète, la convalescence absolue, l'enfant va bien, mais elle reste pâle, et l'amaigrissement est considérable. On lui donne chaque jour 0,40 cent. de sous-carbonate de fer. Pas de diarrhée.

Le 2 septembre, mouvement fébrile. 1 selle liquide.

Le 3. La peau est chaude, il y a un peu de céphalalgie, de malaise. T. du soir, 40°,2.

Le 4. Ventre météorisé, douloureux, 2 selles diarrhéiques, langue blanche. Râles bulleux aux 2 bases. T. Soir, 39°,8. — Bouillon et lait.

Le 5. 2 selles diarrhéiques. Ventre douloureux, spontanément, et à la pression, tendu. Pouls, 124. T. du Soir, 39°,6.

Le 6. Grand abattement. Yeux excavés. Pouls fréquent. 2 selles liquides.

Le 7. Ventre tendu et douloureux. 3 selles. Quelques râles bulleux à la base droite. Réapparition de taches rosées sur l'abdomen. Fièvre toujours intense.

Le 8. Langue rouge. Météorisme. 3 selles diarrhéiques. Quelques râles dans la poitrine. Respiration facile.

Le 12. L'enfant est toujours pâle, très-amaigrie, dans un état de maigreur très-prononcé, mais il y a cependant un peu d'amélioration; le ventre est ballonné, quoique encore dur et douloureux, au niveau de l'hypochondre droit; l'appétit revient un peu; la tristesse et l'abattement sont moindres. La respiration est parfaite. La température s'abaisse.

Le 14. Météorisme persistant. 2 selles. T. 39°,8.

Le 15. Ventre toujours ballonné et sensible à la pression. Mais moins d'abattement.

Le 18. Amélioration notable.

Le 19. 1 seule garde-robe moulée. Ventre souple, quoique encore un peu ballonné. Langue humide. Respiration pure. Apyrexie.

Le 23. Convalescence franchement établie. Apyrexie. Appétit. Selles solides, moulées. Ventre souple et indolent. Respiration pure.

Les jours suivants, l'amélioration persiste, la guérison s'achève, l'enfant reprend des forces, a bon appétit, digère bien, engraisse un peu, et le 9 octobre, elle sort de l'hôpital très-bien portante.

Observation XXI (communiquée par mon collègue et ami Bouveret).

Fièvre typhoïde ataxo-adynamique durant trente-huit jours. Apyrexie pendant huit jours. Rechute bénigne durant treize jours.

X..., blanchisseuse, âgée de 20 ans, est entrée à la Pitié (service de M. le Dr Desnos), le 23 décembre 1875.

A toujours habité Paris ; bonne santé antérieure, tempérament lymphatique. Le début de la maladie actuelle remonte à 15 jours environ : il fut caractérisé par une douleur sous-occipitale très-vive, qui durait encore à son entrée, et qui s'accompagnait d'une certaine raideur des muscles de la nuque, à cela s'ajoutaient les symptômes observés au début de la plupart des fièvres typhoïdes régnant à cette époque. La maladie prit bientôt le caractère adynamique : prostration considérable des forces, amaigrissement rapide, somnolence, lenteur des réponses ; fuliginosités, langue sèche et rouge. A cela se joignirent quelques troubles nerveux tels que subdélirium le soir et pendant la nuit ; tressaillements des tendons, agitation. La température se maintint à un degré très-élevé, affectant le type presque continu, oscillant seulement de 40°,2 à 40°,6. Deux fois elle atteignit et même dépassa 41°. Au 32e jour, elle atteignit le soir 41°,4. Les troubles nerveux s'accentuaient tous les jours davantage, et comme, d'autre part, les congestions viscérales, en particulier la congestion pulmonaire, restaient modérées, on soumit le malade aux affusions froides qui furent répétées quatre ou cinq fois. Elles furent bien supportées et ne provoquèrent aucune complication. Elles déterminèrent très-rapidement le début de la période des oscillations descendantes, en même temps, disparition graduelle des troubles nerveux et amélioration manifeste de l'état général.

Le 39e jour, la température ne dépassa pas le soir 37°,8. L'appétit avait reparu depuis plusieurs jours, on commençait l'alimentation avec tous les ménagements qu'elle comporte en pareil cas. La convalescence commençait et paraissait bien établie, lorsque, sans cause appréciable, vers le 46e jour, la fièvre reparut; en deux jours, la température remontait à 40° et au-dessus. Ce fut une véritable rechute. La diarrhée, le météorisme reparurent. Nouvelle poussée de taches rosées sur la paroi abdominale. Ce qu'il y eut de remarquable, ce fut que pendant cette rechute, l'appétit ne fut point perdu ; la malade se plaignait fréquemment du régime sévère qu'on lui avait de nouveau imposé. Cette rechute dura environ deux septénaires et l'état général fut toujours moins grave que pendant la première atteinte.

Le 60e jour, la température était définitivement normale, et la convalescence, cette fois, ne fut plus interrompue.

Observationn XXII (communiquée par M. le Dr Rendu).

Fièvre typhoïde adynamique régulière. Rechute 10 jours après la convalescence. Nouvelle évolution complète de la maladie.

Louise B..., blanchisseuse, âgée de 18 ans, est entrée le 29 juillet 1870 à Saint-Antoine, service de M. Guyot, salle Sainte-Jeanne, n° 3. Fille bien conformée, bien réglée. Pas de maladies antérieures.

Malade depuis quatre jours. Prise par un malaise de vingt-quatre heures suivi d'un étourdissement, d'un violent mal de tête ; ensuite frisson, inappétence, fièvre, pas de troubles abdominaux.

A son entrée; aspect typhique. Couleur terreuse de la peau remplacée par de la rougeur lorsque la malade à été couchée dans son lit. Fièvre très-vive. P. 100. T. 40°. Céphalalgie modérée. Vertiges.

Aucun symptôme abdominal. Langue saburrale ; haleine fétide, ventre non tendu, non ballonné, non douloureux à la pression; pas de gargouillement ni de taches rosées. Constipation depuis quelques jours. Rate normale.

Le 30. Prostration, insomnie. Pouls 110. T. 40°,2. Ballonnement du ventre et deux taches rosées. Pas de diarrhée.

Le soir, adynamie, somnolence. P. 100. Température 40°,8. Pas de râles dans la poitrine.

Le 31. Même état. Période ascendante, P. 108. T. 40°,4. Ballonnement intestinal. Râles muqueux dans la poitrine. Diarrhée cette nuit.

Le soir, un peu d'agitation, 120 pulsations. Température 31°,2. Pas de troubles abdominaux en proportion avec l'intensité de la fièvre. Langue rouge et humide. Taches très-nombreuses.

1er août. Délire tranquille cette nuit. Diarrhée abondante. Pouls 108. T. 40°,4.

Soir. Un peu d'excitation. Râles muqueux abondants. T. 40°,9.

Le 2. Augmentation de la diarrhée et de la tympanite qui prennent des proportions considérables. Huile de camomille sur le ventre. Julep avec 30 gr. d'eau de chaux.

Le 3. Même état, sérieux sans être inquiétant. La malade conserve ses forces et répond nettement aux questions. T. 40°,2. Soir, 40°,4.

Le 4. Toujours ballonnement du ventre et sécheresse de la langue. T. 40°. Râles abondants.

A partir du 5, décroissance graduelle des symptômes. Ballonnement et diarrhée moindres. Abaissement progressif de la température qui oscille entre 38 et 39°,5. La langue reste cependant sèche et la poitrine embarrassée de râles. Les taches rosées lenticulaires sont toujours très-abondantes. Le pouls bat de 80 à 90. On commence graduellement l'alimentation sans qu'il s'ensuive aucun accident.

Le 15. Elle commence à se promener dans les salles et est considérée comme guérie.

Quelques jours après survient du malaise, de la fatigue, un sentiment de courbature. Le ventre redevient douloureux et ballonné, la peau chaude. La fièvre se rallume. Bref, une rechute se déclare.

Le 24. Apparition de taches rosées, extrêmement abondantes, qui les jours suivants sont presque confluentes et couvrent le visage et les membres.

Du reste, comme la première fois, la maladie tout en ayant le type adynamique, reste assez modérée. Peu de diarrhée, beaucoup de somnolence et de prostration. Douleurs nulles. Un peu d'engouement pulmonaire nécessitant des ventouses sèches à plusieurs reprises. La guérison est complète le 25 septembre.

Paris. — A. PARENT, imprimeur de la Faculté de Médecine, rue M.-le-Prince, 29-31.

NOUVELLES PUBLICATIONS DE LA LIBRAIRIE V. ADRIEN DELAHAYE ET Cie

Leçons sur les maladies du système nerveux, faites à la Salpêtrière par le professeur CHARCOT, recueillies et publiées par le Dr BOURNEVILLE. 2e édition revue et augmentée. Tome Ier, 1 vol. in-8, avec 9 planches en chromolithographie, une eau forte et 27 figures intercalées dans le texte........................ 12 fr. »
Cartonné.. 13 fr. »
Tome II, 1er fascicule : ANOMALIE DE L'ATAXIE LOCOMOTRICE; 2e fascicule : DE LA COMPRESSION LENTE DE LA MOELLE ÉPINIÈRE. 1 vol. in-8, avec 2 planches. Prix de chaque fascicule.. 2 fr. »
3e fascicule : DES AMYOTROPHIES. In-8, avec figures et planches........... 4 fr. »

Leçons de clinique obstétricale, professées à l'hôpital des Cliniques, par le Dr DEPAUL, professeur de clinique d'accouchements à la Faculté de médecine de Paris, membre de l'Académie de médecine, rédigées par M. le Dr DE SOYRE, chef de clinique, revues par le professeur. 1 vol. in-8, avec figures intercalées dans le texte... 16 fr. »

Clinique médicale, par le Dr GUENEAU DE MUSSY, médecin de l'Hôtel-Dieu, membre de l'Académie de médecine, etc. 2 vol. in-8.................. 24 fr. »

De l'urine et de ses altérations physiologiques. étudiées au point de vue de la chimie physiologique et de ses applications au diagnostic et au traitement des maladies générales et locales, leçons professées à University college de Londres, par le Dr G. HARLEY. Traduit de l'anglais par le Dr HAYN. 1 vol. in-12, avec 35 figures intercalées dans le texte.. 6 fr. »

Traité pratique des maladies du larynx, précédé d'un Traité complet de laryngoscopie, par le Dr CH. FAUVEL, ancien interne des hôpitaux de Paris. 1 vol. in 8, avec 144 figures dans le texte et 20 planches, dont 7 en chromolithographie Broché... 20 fr. »
Cartonné.. 21 fr. »

De la structure des racines des nerfs spinaux et du tissu nerveux dans les organes centraux de l'homme et de quelques animaux supérieurs, par le Dr ROUDANOWSKI. 1 vol. in-8, avec atlas in-4 de 8 planches, contenant 70 photographies....................................... 30 fr. »

Leçons de clinique chirurgicale, professées à l'hôpital des Cliniques, par LÉON LABBÉ, chirurgien de l'hôpital de la Pitié, professeur agrégé à la Faculté de médecine de Paris, etc., recueillies, rédigées et publiées par EMMANUEL BOURDON, interne des hôpitaux, revues par le professeur. 1 vol. in-8, avec 1 planche. Broché.. 12 fr. »
Cartonné.. 13 fr. »

Recherches cliniques et thérapeutiques sur l'épilepsie et l'hystérie, compte-rendu des observations recueillies à la Salpêtrière, de 1872 à 1876, par le Dr BOURNEVILLE, ancien interne des hôpitaux de Paris. 1 vol. in 8, avec 3 planches.. 4 fr. »

Le diabète sucré et son traitement diététique, par A. CANTANI, professeur et directeur de clinique médicale à l'Université royale de Naples. Ouvrage traduit et annoté par le Dr H. CHARVET. 1 vol. in-8, avec 3 planches. Broché...... 8 fr. »

Traité clinique des maladies de l'utérus, par J.-N. DEMARQUAY, chirurgien de la Maison municipale de santé, etc., et SAINT-VEL, lauréat de l'Académie de médecine, etc. 1 vol. in 8, avec figures dans le texte. Broché.......... 10 fr. »
Cartonné.. 11 f.. »

Maladies chirurgicales du pénis, par J.-N. DEMARQUAY, chirurgien de la Maison municipale de santé, membre de l'Académie de médecine. Ouvrage publié par les docteurs G. VOELKER et J. CYR. 1 vol. in-8, avec figures dans le texte et 4 planches en chromolithographie. Broché...................... 11 fr. »
Cartonné.. 12 fr. »

Leçons sur les kératites, précédées d'une étude sur la circulation, l'innervation et la nutrition de l'œil et de l'exposé des divers moyens de traitement employés contre les ophthalmies en général, professées par F. PANAS, chirurgien de l'hôpital de Lariboisière, professeur agrégé de la Faculté de médecine de Paris, chargé du cours complémentaire d'ophthalmologie, rédigées et publiées par B. BUZOT, interne des hôpitaux, revues par le professeur. 1 vol. in-8, avec figures dans le texte. 4 fr.

Paris. — A. PARENT, imprimeur de la Faculté de Médecine, rue M.-le-Prince, 29-31.

www.ingramcontent.com/pod-product-compliance
Ingram Content Group UK Ltd.
Pitfield, Milton Keynes, MK11 3LW, UK
UKHW012233240726
13966UKWH00003B/1084